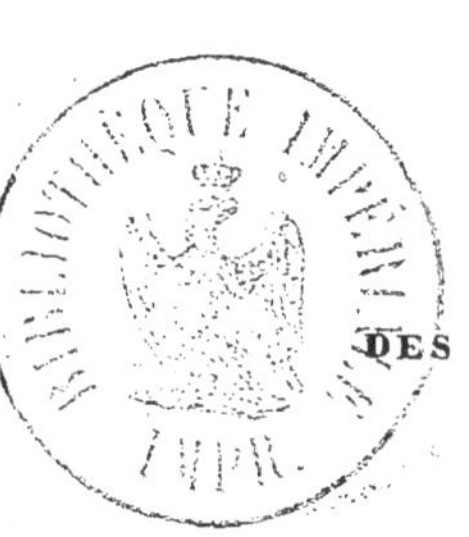

ÉTUDE CRITIQUE

DES DIVERSES MÉDICATIONS EMPLOYÉES

CONTRE

LE DIABÈTE SUCRÉ

PARIS. — IMP. VICTOR GOUPY, RUE GARANCIÈRE, 5.

ÉTUDE CRITIQUE

DES DIVERSES MÉDICATIONS EMPLOYÉES

CONTRE

LE DIABÈTE SUCRÉ

PAR

PAUL BROUARDEL

Ancien Interne,
Lauréat des Hôpitaux, Lauréat de la Faculté de Médecine,
de l'Institut, Ancien Vice-Président
de la Société Anatomique, membre de la Société de Thérapeutique.

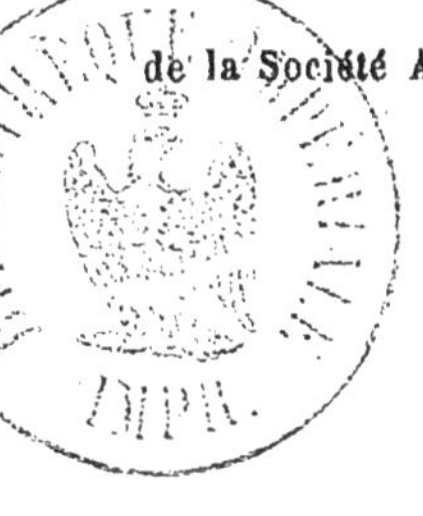

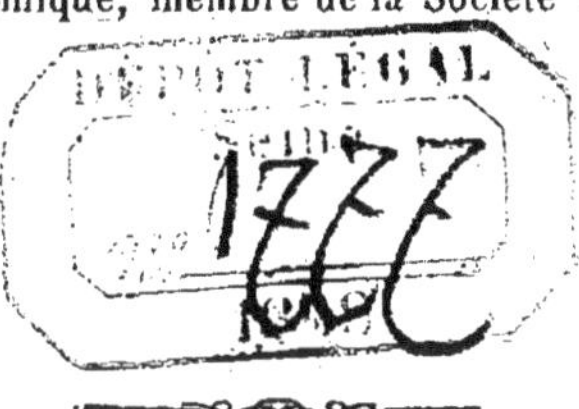

PARIS

P. ASSELIN, SUCCESSEUR DE BÉCHET Jne ET LABÉ

LIBRAIRE DE LA FACULTÉ DE MÉDECINE,

PLACE DE L'ÉCOLE-DE-MÉDECINE.

—

1869

ÉTUDE CRITIQUE

DES DIVERSES MÉDICATIONS

EMPLOYÉES CONTRE

LE DIABÈTE SUCRÉ

CONSIDÉRATIONS PRÉLIMINAIRES

Exposé des éléments à l'aide desquels on peut apprécier les médications du diabète sucré. — Conditions de vie propres au diabétique. — Division des médications.

Pour apprécier la valeur d'une médication, quelle que soit d'ailleurs la maladie contre laquelle elle a été employée, il n'est pas de contrôle plus sûr que les résultats heureux ou malheureux qu'elle a produits. L'observation clinique est donc le premier et le principal élément de critique qui doive servir de base à toute discussion de ce genre, et si nous possédons un nombre suffisant de faits étudiés avec tout le soin désirable, la statistique nous apportera des chiffres d'une valeur considérable, qui pèseront d'un grand poids dans l'appréciation que nous devons faire de la médication.

Tel n'est pas, il faut bien le dire, le cas pour le diabète sucré, et devant des observations très-nombreuses, il est vrai, mais publiées surtout pour faire valoir la théorie spéciale en vertu de laquelle la médication a été instituée, il est indispensable que nous cherchions nous-même quelle est la valeur de la théorie, et que nous demandions à l'expérimentation physiologique appliquée à la pathogénie de cette maladie, les renseignements qu'elle peut fournir.

Enfin, comme le diabète est loin de reconnaître une étiologie toujours identique et qu'il présente des formes cliniques très-distinctes, nous aurons aussi à établir quelles sont ces formes, afin de déterminer ultérieurement si le succès de telle ou telle médication ne résulte pas de leur emploi dans telle ou telle forme de la maladie.

Ainsi, c'est à la fois dans les observations et dans les statistiques, dans l'expérimentation physiologique et dans les théories pathogéniques auxquelles elle a conduit, enfin dans les formes cliniques que revêt le diabète, que nous chercherons les éléments de critique pour apprécier les diverses médications employées contre cette maladie. Ce sont là autant de points importants qu'il nous a semblé indispensable de développer au commencement de ce travail, et nous terminerons ces considérations par une étude des conditions particulières d'existence que les modifications imprimées à l'organisme par la maladie créent chez le diabétique : *vie du diabétique.*

Observations et statistiques. — Quand on étudie, au moyen des observations, la valeur des médications appliquées dans le diabète sucré, on est frappé tout d'abord par ce fait remarquable que toujours, le médecin s'est montré singulièrement dominé par la théorie qu'il a acceptée relativement à la pathogénie de cette affection. Tandis que pour les autres maladies, les indications thérapeutiques sont tirées surtout de l'état général du malade, des causes présumées de la maladie, de sa marche et de ses complications; ici presque toujours la médication est instituée en vertu d'une doctrine fondée sur des opinions théoriques qui entraînent le plus souvent, comme nous le verrons dans la suite de cette étude, une thérapeutique particulière.

Mais il n'est pas moins remarquable aussi de constater comment, par une fortune singulière, les méthodes thérapeutiques elles-mêmes ont résisté aux coups sous lesquels ont croulé la plupart des théories qui leur ont donné naissance. Aussi voyons-nous quelques-unes de ces médications, malgré la chute de la théorie qui les a produites, garder encore cette inflexibilité qu'on ne rencontre plus que rarement dans les méthodes thérapeutiques actuelles et dont le traitement dit de *la Charité*, dans la colique de plomb, est peut-être le dernier exemple.

Il est si commode de faire de la thérapeutique sans la fonder sur l'observation des symptômes, et de croire à la vérité d'une théorie qui paraît conduire à une méthode rationnelle de traitement, qu'on conçoit l'entraînement des médecins, et l'on peut aisément saisir sur le fait ce mouvement d'enthousiasme en parcourant les journaux de la première moitié du siècle. C'est ainsi qu'au moment où la théorie de M. Mialhe a été publiée, Valleix, si rigoureux en fait d'observation, avoue qu'il n'a pas pris le temps d'attendre les résultats thérapeutiques. « Si, pour avoir le droit de présenter des considérations étiologiques et thérapeutiques sur une maladie, il fallait avoir fait sur elle des observations nombreuses, je devrais m'abstenir, je l'avoue, et je m'abstiendrais. Mais nous avons fait de tels progrès dans la connaissance de la maladie et dans la manière de la traiter que, etc.... M. Bouchardat a entrevu la théorie réelle de la glycosurie, M. Mialhe l'a présentée d'une manière si complète, si satisfaisante pour l'esprit, qu'il est permis, autant qu'il est donné à l'homme de le faire, de la regarder comme fermement établie sur la base solide des faits (1). »

Cette ardeur bien naturelle a accueilli successivement les théories de MM. Bouchardat, Mialhe, Cl. Bernard; il est inutile de multiplier les exemples. Elle a eu quelques conséquences qui sont venues rendre singulièrement difficile la critique des observations. Après chaque nouvelle théorie, les médecins abandonnent les anciens traitements, et acceptent la nouvelle méthode. Chacun se hâte de publier les résultats qui plaident pour sa doctrine favorite; quant aux autres résultats, et l'on peut, sans craindre de trop s'avancer, croire qu'il en fût de malheureux, ils sont passés sous silence.

Ainsi, la base essentielle de la critique fait défaut. On ne publie que les cas heureux, le plus souvent dans les termes les plus concis, on enregistre un nouveau cas de guérison par la médication de M. X..., mais sans indiquer comment s'est développé le diabète, quels accidents il a déterminés. Etait-ce même réellement un diabète ou une glycosurie suite de quelque excitation cérébrale? On ne le recherche point. Le diabète est considéré comme une entité aussi fatale dans sa cause et dans sa marche que dans son traitement.

Le médecin qui fait appel à ses souvenirs pour apprécier les résultats de sa propre expérience peut redire ces

____

(1) *Valleix*, Bulletin de thérapeutique, 1845, XXX° vol., p. 18.

tristes paroles de Cullen (1) : « Aucun des diabétiques
que j'ai vus, ni de ceux dont j'ai eu connaissance n'a
guéri, cependant j'en ai vu un assez grand nombre et
chez la plupart on a employé avec le plus grand soin
les remèdes recommandés par les auteurs. »

Si l'on dépouille les observations publiées, on ne
trouve guère que des succès. Ainsi nous avons peu de
renseignements critiques à tirer des observations, parce
qu'elles sont partiales, parce qu'elles manquent surtout
de l'analyse physiologique des symptômes. Quelque dé-
taillées qu'elles soient, elles sont incomplètes.

Il ne suffit pas en effet de constater la présence du sucre
dans l'urine, car cela ne constitue pas la seule anomalie
de sa composition chimique. Il y a de plus augmentation considérable de l'urée, dont la quantité peut s'élever de 30—32 gr. chiffre normal à 94 gr. (Obs. de Mosler).
La quantité de créatinine peut s'élever de 0 gr.45 par jour,
chiffre normal, à 8 gr.40, plus de vingt fois la moyenne
physiologique. Les chlorures (Thierfelder et Uhle) mon-
tent de 11 gr. en vingt-quatre heures (état sain) à 36 gr. Il
ne faut donc pas croire que les urines du diabétique ne
diffèrent des urines de l'homme sain que par la présence
du sucre. Cette multiplicité des matériaux éliminés dans
le diabète nous donne la preuve qu'il se fait dans l'économie des modifications chimiques infiniment plus complexes qu'à l'état normal. Chez le diabétique, la désassimilation journalière est considérable. C'est un point
qui méritait d'être mis en lumière tout d'abord, parce
qu'il nous avertit déjà que la médication devra s'efforcer
de lutter contre une si rapide désorganisation.

(1) *Cullen*, Éléments de médecine pratique, t. II, p. 250.

Théories pathogéniques. — Il n'existe pas, à proprement parler, de théorie pathogénique du diabète embrassant tout le cortége des symptômes qu'il présente. Mais depuis la découverte du sucre dans les urines des malades, les physiologistes et les médecins ont cherché à expliquer cette glycosurie. Ce serait certainement une étude attrayante que de suivre dans toutes ses phases l'évolution de cette théorie, de la voir se transformer incessamment en raison des objections nouvelles et se rapprocher graduellement d'une perfection qu'elle paraît encore loin d'avoir atteinte. Mais je ne puis, sans sortir des limites de mon sujet, m'étendre sur une pareille étude ; forcé de me borner à une sorte de revue sommaire des opinions qui ont eu cours dans la science, je m'efforcerai du moins de dégager de chacune d'elles l'idée pratique qu'elle semblait renfermer et l'influence qu'elle a exercée sur la thérapeutique du diabète.

La conception la plus simple relativement à l'origine du sucre dans l'urine, celle qui se présenta la première à l'esprit des médecins consistait à admettre que les aliments apportent ce sucre à l'organisme. Retrancher du régime toute alimentation sucrée ou féculente, telle fut la première thérapeutique rationnelle ; on en retrouve la trace dans les prescriptions des médecins, dès la fin du siècle dernier (1). Il appartenait à M. Bouchardat de soutenir, avec talent et conviction, cette théorie, et de formuler systématiquement un régime alimentaire dont l'expérience montre depuis trente ans les heureux effets dans certains cas de diabète.

Mais l'introduction du sucre dans l'économie étant un phénomène constant, pourquoi le diabétique seul élimine-t-il le sucre par l'urine, pourquoi le diabétique seul en

(1) *Rollo,* Traité du diabète. Paris, an VI, p. 6 et suiv.

présente-t-il dans le sang des proportions notables ? C'est, disent MM. Mialhe (1) et Reynoso (2), parce que le sucre absorbé se détruit dans un organisme sain, et non chez le diabétique qui l'élimine en nature. Tous deux conçoivent le diabète comme une non destruction du sucre dans l'organisme, mais ils diffèrent sur la cause principale du phénomène.

Pour M. Mialhe, le sucre se détruit dans les milieux alcalins, le sang normal est alcalin, mais celui des diabétiques est acide ou trop peu alcalin. Une thérapeutique destinée à ramener l'alcalinité du sang était la conséquence naturelle de la théorie de M. Mialhe.

Voyons comment M. Reynoso prétend favoriser la destruction du sucre. Pour M. Reynoso, dont la théorie est relativement récente, le sucre se détruit sous l'influence de la respiration. Le fait fondamental sur lequel cette théorie repose, est celui-ci : avant de traverser le poumon, le sang veineux contient du sucre ; au delà du poumon, il n'en contient plus, si la respiration s'est normalement effectuée. La présence du sucre dans le sang artériel et dans les urines est un effet d'hématose insuffisante, il doit être combattu par des stimulants de la respiration.

M. Cl. Bernard annonçant en 1848 (3) que le sucre se forme au sein de l'organisme par l'effet d'une *propriété glycogénique* du foie chez les animaux, du placenta chez le fœtus, entraîna la théorie dans le champ de nouvelles hypothèses. Montrant que certaines lésions cérébrales ou nerveuses produisent la glycosurie, il parut un instant

(1) *Mialhe*, Académie des sciences, 1843.

(2) *Alvaro Reynoso*, Mémoire sur la présence du sucre dans les urines, etc. Victor Masson, 1853.

(3) *Cl. Bernard*, Arch. gén. de méd., IVe série, 1848, vol. XVIII, p. 303.

avoir trouvé la cause du diabète dans l'exagération d'une fonction normale.

Et plus tard, lorsque par les travaux successifs de MM. Figuier (1), Sanson (2), Rouget (3), il fut prouvé que la matière *glycogène*, sorte de fécule animale aux dépens de laquelle le sucre se forme dans le foie, existe aussi normalement dans le sang et dans les muscles des animaux ; lorsqu'on vit s'écrouler la théorie de la glycogénie hépatique, on crut que tout avait disparu à la fois, et l'on oublia trop les services rendus par la physiologie, qui avait révélé deux faits nouveaux très-importants: à savoir qu'en supprimant les aliments végétaux saccharifiables, on ne supprime pas l'entrée du sucre dans l'organisme, puisqu'on y introduit la matière glycogène animale. En second lieu, il restait acquis que certaines lésions nerveuses peuvent produire la glycosurie.

La thérapeutique profita de ces deux découvertes. Elle trouvait, dans l'une d'elles, l'explication de certains insuccès de la méthode de Bouchardat. Quant à l'influence des lésions nerveuses sur la glycosurie, elle ne fut pas moins féconde en applications. La réalité du fait annoncé par M. Bernard (4) fut confirmée de tous côtés

(1) *Figuier*, Mémoire sur l'origine du sucre contenu dans le foie et sur l'existence normale du sucre dans le sang de l'homme et des animaux. (Annales des sciences naturelles, IVe série, 1855, t. VIII, p. 17.)

2e Mémoire, eodem loco, 1855, t. III, p. 243.

3e Mémoire, eodem loco, 1855, t. IV, p. 91.

(2) *Sanson*, Journal de la physiologie de l'homme et des animaux, de Brown-Sequard, 1858, t. I, p. 244.

(3) *Rouget*, Des substances amyloïdes ; de leur rôle dans la constitution des tissus des animaux. (Journal de la physiologie de l'homme et des animaux, de Brown-Sequard, 1859, vol. II, p. 83 et 308.)

(4) *Cl. Bernard*, Leçons de physiologie expérimentale, voy. 1854-55, p. 386 et suiv.

par les expérimentateurs. Schiff (1), Becker (2), Krause (3), et tous les autres physiologistes qui ont répété ces expériences ont trouvé que des lésions déterminées des centres nerveux (4) produisent chez des animaux la glycosurie et la polyurie.

Bientôt la clinique reconnut l'existence de certains cas de diabète manifestement liés à des altérations du système nerveux central ou du pneumogastrique. Des traitements locaux ou généraux furent institués pour combattre les troubles de la fonction nerveuse dans le diabète. La thérapeutique suivit même M. Bernard jusque dans les transformations ultérieures que devait subir sa théorie pour devenir plus conforme aux résultats nouveaux.

En effet, lorsque le savant professeur du Collége de France admit que des troubles vaso-moteurs et une accélération de la circulation hépatique étaient les effets immédiats de la piqûre du plancher du 4ᵉ ventricule et que, sous cette influence, le courant sanguin plus énergique enlevait au foie des quantités de sucre plus considérables, les médecins tentèrent de calmer cette circulation exagérée; ils employèrent dans le diabète les agents sédatifs de la circulation.

L'existence d'une substance glycogène animale au sein de l'organisme, étant un fait généralement accepté, il est évident que le point obscur est relatif à la trans-

---

(1) *Schiff*, Gött. Gel. anz., 1856 oct.

(2) *Becker*, Zeitschr. f. wissensch. Zool., t. V.

(3) *Krause*, Canstatt's Jahresb., 1855, t. I, p. 177.

(4) Piqûre du plancher du 4ᵉ ventricule au-dessus du nœud vital; piqûre des olives; section de l'un des pédoncules cérébelleux; enfin, d'après Schiff, lésion située entre le tiers supérieur de la moelle allongée et le renflement brachial de la moelle.

formation de cette substance en glycose. En présence de ce désidératum, deux théories nouvelles ont été proposées dans ces derniers temps par MM. Pavy et Schiff; elles ont entre elles une grande ressemblance et l'on pourrait les appeler *théories du ferment*.

Pour ces deux auteurs, la matière glycogène, contenue dans le foie où elle semble se fixer comme en son lieu d'élection, ne peut se transformer en glycose que sous l'influence d'une matière analogue à la diastase dont tout le monde connaît la propriété saccharifiante. D'après Pavy, la glycogène se formerait et se déposerait dans le foie, mais ne se transformerait pas en sucre à l'état normal, car l'influence nerveuse empêcherait le ferment hépatique existant pendant la vie de déployer son action. C'est aussitôt après la mort que se formerait le sucre. Les expériences de Pavy, vérifiées par Meissner et Jæger, ont été reprises par Schiff qui est arrivé aux mêmes résultats expérimentaux.

Mais Schiff n'admet pas que le sang vivant contienne de ferment apte à transformer la glycogène du foie. Ce ferment se développerait seulement après la mort, et aussi bien dans le sang hépatique que dans le sang de la circulation générale. Il suffirait même de mettre obstacle à la circulation pour que ce ferment puisse se former pendant la vie. Ainsi, Schiff lie le bras d'un homme dont l'urine ne donne point de réaction qui indique la présence du sucre; il laisse la ligature jusqu'à l'arrivée de la paralysie complète du mouvement et de la sensibilité (40 minutes), il délie la ligature, et l'urine évacuée une demi-heure après donne une réduction évidente de la liqueur de Trommer. Il suffirait même de ralentir la circulation pour obtenir le même résultat.

Pour Schiff, le foie est donc le foyer du phénomène diabétique, mais il en est le foyer passif; le ferment pro-

duit en un point quelconque de l'économie, devient efficace dans le foie.

Schiff a prévu une objection très-sérieuse que l'on
pourrait faire à sa théorie, c'est que, dans le cas où il y a
stagnation du sang même dans un organe très-important, la glycosurie est exceptionnelle. L'auteur explique
ce fait en disant, que la matière glycogène du foie ne se
forme plus dans les maladies fébriles ou cachectiques,
mais que ce n'est pas le ferment qui fait défaut. Il faut
remarquer que cette augmentation de ferment n'est pas
plus démontrée que le ferment lui-même ; de plus il y a
des maladies avec troubles de la circulation, sans fièvre et
sans cachexie, dans lesquelles la glycosurie n'existe
pas. Je citerai seulement comme exemple certaines lésions du cœur au début, sans cachexie, et je ne sache
pas qu'on ait jamais signalé de rapport entre le diabète
et les maladies du cœur.

Je ne chercherai pas, avec Schiff, les causes diverses
de la formation d'un ferment dans le sang ; je n'exami-
nerai pas la valeur des résultats contradictoires obtenus
par Pavy (1) dans de récentes expériences, mais je ne
pouvais passer sous silence cette dernière phase des
hypothèses sur la glycogénie. En effet, elle mène comme
les autres à des déductions thérapeutiques.

La théorie nerveuse de Cl. Bernard a conduit quelques
médecins à employer une thérapeutique propre à agir
sur le système nerveux (séton à la nuque, bromure de
potassium, électricité). Et nous ne serons pas aussi sévère
que Vogel, pour qui le conseil de Bernard (galvanisation
du grand sympathique) « sonne presque comme une
ironie (2). » Nous pensons, en effet, que cette théorie

(1) *Pavy*, On Diabetes. London, 1869, p. 158.
(2) *Vogel*, Handbuch der speciellen Pathologie und Therapeut. von
Virchow. Erlangen, 1863, article *Diabètes*, vol. VI, p. 478.

a eu pour conséquence de nous faire connaître toute une forme de diabète : la forme nerveuse, sur laquelle nous aurons tout à l'heure à nous expliquer.

La théorie de Schiff va probablement pousser les médecins à essayer les préparations propres à régulariser les mouvements de la circulation, et sans présager ce que l'avenir réserve à cette théorie, nous aurons déjà à enregistrer des résultats obtenus par quelques médicaments vasculaires.

Dans son cours fait à la Faculté de médecine (1868), M. le professeur Sée accepte une opinion voisine de celle de Schiff. Il pense que la piqûre du plancher du quatrième ventricule, et l'excitation centrale ou périphérique d'un point quelconque d'où naissent des nerfs vaso-moteurs suffisent pour amener la glycosurie par modification apportée dans la circulation (1).

Je n'ai pas voulu exposer en détail les diverses théories glycogéniques, j'ai seulement cherché à montrer quelle influence générale la physiologie a imprimée à la thérapeutique. Nous reviendrons, du reste, sur ces théories avec plus de détails en discutant les médications auxquelles elles ont donné naissance.

Voyons si, par l'analyse des phénomènes observés chez les diabétiques, nous arriverons à recueillir des données plus certaines.

Formes du diabète. — Il me semble permis aujourd'hui, même en ne considérant que les faits cliniques, de ne plus chercher dans le diabète une unité qu'il ne comporte pas.

(1) *Andrey*, Thèses de Paris; du Diabète et de son traitement. 1869, p. 43.

On sait par les travaux de Brücke(1), de Tuchen(2), de Lecocq(3), que les urines normales renferment des traces de sucre ; que dans certaines conditions, par exemple, à la suite d'une émotion, d'un accès d'épilepsie ou d'hystérie, pendant la coqueluche(4), après des inhalations d'éther ou de chloroforme, le sucre apparaît dans les urines en proportion quelquefois assez considérable. Mais ce qui caractérise cette glycosurie c'est qu'elle est passagère. Pour nous, elle doit être absolument distincte du vrai diabète. D'ailleurs, il n'est venu à personne l'idée d'instituer contre elle une médication ; aussi nous ne nous en occuperons plus.

Dans son degré le plus grave, au contraire, la glycosurie est permanente et considérable ; la soif et l'appétit sont exagérés, le malade maigrit, le sommeil devient impossible à cause de la fréquence de la miction, il survient de la dyspepsie, de la stomatite, quelquefois de la diarrhée, puis la cachexie avec ses dangers spéciaux, phlegmons, gangrènes, phthisie, etc. Dans ce cas, il n'y a aucun doute ; c'est un état complexe dont la cause peut nous échapper, mais qui présente une marche, une évolution qui caractérisent non plus un symptôme, mais une maladie. La présence du sucre dans l'urine ne con-

(1) *Brücke*, Ueber die reducirende Eigenschaft des Harns (Sitzungs bericht der K. Akademie math. natur. CL-XXVIII).

Ueber das Vorkommen von Zucker im Harn gesunder Menschen (eod. loco, XXIX).

Darf man Urin in welchem der Zucker quantitativ bestimmt werden soll, vorher mit Bleiessig ausfallen (eod. loco, XXXIX).

Meissner's, Jahresbericht, fur rationelle Medicin, VI, 3ᵉ série.

Lowe, Wiener med. Woch., 1858.

Widerhold, Deutsche Klinik, 1858.

Vanderdouckt, De la présence du sucre dans les urines de l'homme à l'état physiologique (Arch. bélges de méd. militaire, 1862).

(2) *Tuchen* (de Berlin), Gaz. hebd., 1863, t. X, p. 146.

(3) *Lecocq*, Gaz. Hebd., t. X, p. 35, 1863.

(4) *Gibb*, The Lancet, janvier 1858.

stitue pas l'état morbide, mais n'en est qu'un symptôme, encore n'est-il pas essentiel. Ceci est tellement vrai que, dans les phases ultimes, le sucre peut disparaître des urines. Tels sont, pour nous, les caractères du véritable diabète.

Entre la glycosurie passagère et le diabète il existe des formes intermédiaires qui peuvent aussi se terminer brusquement par quelques complications, mais quelques-unes de ces formes sont curables. Dans ces dernières, la glycosurie présente souvent les alternatives d'amélioration et d'aggravation les plus variées. Ainsi, pendant plusieurs mois le malade urine peu ; les urines ne contiennent que quelques grammes de sucre (pour les vingt-quatre heures, 10, 12 grammes); puis chez les uns le retour de la saison chaude, chez d'autres l'influence inverse suffit pour que le sucre revienne en abondance.

Ces formes de diabète surviennent d'ordinaire après une frayeur, une violente émotion, quelquefois après traumatisme portant sur la tête ou même sur d'autres parties du corps. On a trouvé aussi des lésions des centres nerveux. Ces espèces morbides occupent en pathologie la place que la glycosurie par lésion des centres nerveux occupe en physiologie. C'est si bien la lésion nerveuse qui est le point de départ, que le diabète sucré se transforme parfois en diabète insipide. Ici, les médications, ayant une action sur le système nerveux, comptent de nombreux succès.

Faut-il classer cette forme nerveuse dans la glycosurie simple et réserver le nom de diabète à la maladie caractérisée par le dépérissement. Il est certain qu'au moment où l'équilibre entre l'absorption et l'excrétion vient à se rompre, le malade entre dans une nouvelle phase de sa maladie, bien plus périlleuse que la précédente, et l'on pourrait à la rigueur réserver le nom de diabète vrai pour cette forme. Mais ce serait, je crois, artificiellement séparer deux phénomènes qui se succèdent, et dont l'un est la conséquence de l'autre. Il vaut donc mieux, suivant nous, nommer glycosurie la présence passagère du sucre dans l'urine, et appeler diabète toutes les autres formes. J'y rangerais même celles qui, le plus souvent curables, peuvent devenir un diabète vrai si elles sont méconnues, et peuvent d'ailleurs se terminer brusquement par les accidents qui interrompent si violemment parfois le cours du diabète.

Nous admettons donc deux formes cliniques de diabète : le *diabète vrai*, classique, que je n'ai pas à décrire, le *diabète de cause nerveuse*, que nous étudierons à l'occasion des médications qui agissent sur le système nerveux.

On a voulu établir une autre forme de diabète, le *diabète goutteux*. M. Cl. Bernard invoque à l'appui de cette distinction l'expérience de Rayer. Trousseau rapporte le fait sans le critiquer, mais n'ajoute rien à cette assertion. M. Galtier-Boissière a eu l'obligeance de me communiquer sur ce point le résultat de sa pratique. Pour lui, sur cent goutteux environ, dont il a analysé les urines, il n'a rencontré la glycosurie que sept ou huit fois, et cela pendant l'accès de goutte ; la glycosurie était passagère (1). Il a noté que dans ces cas, les urines ne laissaient déposer ni urates, ni acide urique. Une seule fois est survenu, après des accès de goutte multiples, un diabète persistant. Le malade qui fut traité aussi par M. Pidoux succomba à une phthisie très-rapide. L'expérience n'a donc pas montré à M. Galtier-Boissière, ainsi que le lui prête M. Marchal de Calvi,

(1) Quand il est survenu de la glycosurie, M. Galtier n'a pas obtenu de l'emploi de la teinture de colchique l'effet calmant qu'elle produit d'ordinaire.

que la majorité des goutteux soient atteints de glycosurie (1).

Il serait, je pense, prématuré de faire une forme
clinique du diabète goutteux. Mais le développement du
diabète chez un goutteux donnera lieu certainement à
des indications thérapeutiques spéciales. Nous aurons à
les discuter en nous appuyant sur l'autorité de MM. Durand-Fardel, Sénac et Galtier-Boissière.

Conditions de vie propres au diabétique.

Examinons comment vit un diabétique et comment il
meurt ; nous chercherons à en déduire, dans la critique
des médications, comment il faut l'aider à faire les frais
de sa nouvelle existence, et l'empêcher de hâter le développement des accidents les plus graves.

Chez le diabétique, toutes les fonctions sont altérées :
sécrétions, respiration, digestion. Nous savons déjà qu'il
perd par les urines une quantité considérable de produits
azotés incomplétement oxydés, et des sels, du chlorure
de sodium surtout. D'autre part, la peau fonctionne peu ;
il est toutefois des exceptions sur lesquelles nous reviendrons, mais les diabétiques ne suent pas, ils ont la
peau sèche ; ainsi, par cette voie, la perte est très-faible.
M. Mialhe a considéré cette sécheresse de la peau comme
la cause du diabète ; l'élimination des liquides et des sels
de la sueur étant forcée de se faire par une autre voie.
Il est évident qu'il a renversé les termes de la question.

Les troubles de la fonction respiratoire ont été très-
bien étudiés par Voit et Pettenkofer. La quantité d'oxygène qu'absorbent les diabétiques est beaucoup moindre
que celle que l'on consomme en santé. Ils rendent également moins d'acide carbonique.

(1) *Marchal de Calvi*, Recherches sur les accidents diabétiques, etc.
Asselin, 1864, p. 637.

Voici les chiffres :

En vingt-quatre heures.	Homme sain.	Diabétique.
Oxygène absorbé.	708,9	572,2
Acide carbonique exhalé.. .	911,5	659,3
Eau excrétée.	828,0	611,3

Ces tableaux prouvent que la respiration est bien moins active chez le diabétique que chez l'homme sain.

De plus, on sait que chez l'homme sain, en augmentant l'alimentation animale, on augmente aussi l'absorption d'oxygène ; chez le diabétique il n'en est pas ainsi.

Nous empruntons aux mêmes auteurs les chiffres suivants :

Quantité d'oxygène absorbée en vingt-quatre heures.

	Homme sain.	Diabétique.
Nourriture mixte.	832	680
Nourriture azotée.	865	613
Inanition.	760	340

Ainsi, le diabétique a dans le sang plus de sucre, c'est-à-dire le principe combustible par excellence ; il mange normalement plus que l'homme sain, et il absorbe moins d'oxygène, il brûle moins. Le résultat est le même, que l'on fournisse des aliments féculents ou des aliments azotés.

Il est encore une remarque à faire : le diabétique ne brûle pas sa graisse, l'embonpoint persiste souvent longtemps. Les diabétiques brûlent les substances albuminoïdes qui leur sont données ; d'après Griesinger, les deux cinquièmes de la viande prise sont transformés en sucre et en urée, puis excrétés par les urines. Il est pourtant certain qu'une partie du sucre sert aux phénomènes respiratoires.

Il semble que la thérapeutique ait peu d'action sur ces phénomènes éliminatoires, et pourtant, chez les diabétiques, on a essayé d'accélérer la combustion dans le sein des tissus. Nous verrons quels ont été les résultats.

Pour faire face à ses dépenses, le diabétique augmente ses recettes, il mange et boit beaucoup. Il supporte de plus, sans inconvénient, des doses très-élevées de tous les médicaments. Cette étude physiologique montre que si on ne surveille pas le résultat des éliminations que nous venons de noter, il est dangereux de lutter contre la maladie en n'agissant que sur les recettes; il faut que l'équilibre soit maintenu.

Il n'est pas indifférent de priver un diabétique de boissons; nous ne savons d'ailleurs pas la cause de sa soif excessive : M. Bouchardat l'attribue à la nécessité où est le malade de digérer les féculents introduits dans l'estomac. Il faut, suivant lui, pour la digestion des féculents sept fois leur poids d'eau, et il est juste de reconnaître que l'alimentation azotée diminue l'intensité de la soif. Vogel (1), se fondant sur une analyse de Mac Gregor, attribue la sécheresse de la bouche, de la gorge, de la peau, etc., au changement de la densité du sérum du sang : cette densité chez le diabétique étant de 1040, 1033 au lieu de 1029 (chiffre normal), il en résulterait, suivant les lois de la diffusion, que ce sérum attirerait toute l'eau disponible de l'économie, et dessécherait ainsi les surfaces muqueuses et cutanées; de là, soif excessive et sécheresse de la peau. Si cette vue reposait sur une série d'expériences bien faites, on aurait une tendance à

---

(1) *Handbuch Von Virchow*, article *Diabètes.* vol. **VI**.

la généraliser et à chercher la cause de la diminution des phénomènes respiratoires dans une sécheresse analogue de la muqueuse pulmonaire. La première condition, en effet, pour que les échanges gazeux se fassent à travers une membrane, c'est l'humidité de la membrane. Mais nous n'avons sur ce point que des données trop vagues pour en tirer quelques déductions.

Un étudiant allemand, M. Gœtgeens (1), chercha à se rendre compte des différences qui existent entre la vie d'un diabétique et celle d'un homme sain. Il s'adjoignit un diabétique et partagea sa manière de vivre. Les expériences portèrent sur trois séries de régimes alimentaires; tous deux prenaient 1,500 grammes de viandes par jour.

Dans la première, le diabétique et son médecin se soumirent à une alimentation azotée des plus substantielles,

Dans la seconde série, conservant la même alimentation, on y adjoignit le traitement par le bicarbonate de soude.

Dans la troisième, le régime étant toujours le même, on remplaça le bicarbonate de soude par le benzoate de soude.

Voici les résultats obtenus :

1re SÉRIE. — Régime azoté.

	Diabétique.	Homme sain.
Urine.	3,464 gr.	2,318 gr.
Excréments.	227	96
Sucre.	271	traces.
Urée.	68	52
Chlorure sodium.	15	10

Malgré la grande quantité d'aliments ingérés le diabétique n'arrivait pas à satisfaire sa faim, tandis que le

(1) Thèse de M. Andrey, d'après le cours de M. Sée, 1868.

médecin prenait toute la nourriture qu'il était capable d'ingérer.

Pendant la durée de cette première série d'expériences le malade qui pesait 50 kilogrammes perdit en quatre jours 253 grammes. L'expérimentateur avait augmenté de 45 gr.

De plus, la température du diabétique ne dépassa pas 36°,3 tandis que celle du médecin était de 37°,15.

2ᵉ SÉRIE. — *Régime azoté avec adjonction de bicarbonate de soude.*

	Diabétique.	Expérimentateur.
Urine.	795	1,563
Excréments.	123	123
Sucre.	197	0
Urée.	54	42
Chlorure sodium. . .	12	10

Le diabétique gagna en poids 296 gr., sa température s'éleva un peu, 36°,7. L'expérimentateur perdit quelques grammes.

3ᵉ SÉRIE. — *Régime azoté avec emploi du benzoate de soude.*

	Diabétique.
Urine.	962
Excréments.	192
Sucre.	266

Le malade perdit de plus en poids et en température.

Ces expériences donnent une idée de la déperdition excessive que subit journellement le diabétique par l'excrétion urinaire.

L'abaissement de la température noté dans cette observation a été signalé un grand nombre de fois. La température axillaire variait, chez un malade de M. Donné,

entre 36° et 36°,5 ; chez un malade de M. Joaoda Ca-
mara Leme, de Madère, entre 35°,75 et 36. M. Jordao a
observé un cas analogue (1). M. Lomnitz (2) a noté chez
un diabétique, que la température axillaire était de 1°,07
Réaumur inférieure à celle d'un homme sain.

Il est démontré par les analyses de Prévost et Dumas
que le sang du diabétique contient du sucre ; jamais, il
est vrai, en quantité considérable. De Becker a cherché
à déterminer combien il fallait que le sang contînt de
sucre pour qu'il y eût glycosurie ; et il a trouvé que
5 décigrammes pour 100 gr. de sang rendent la glycosurie nécessaire, à plus forte raison lorsque le sang contient 0,7 ou 0,8 de sucre.

Au point de vue thérapeutique, il est de la plus haute
importance de déterminer les conséquences de la présence du sucre dans le sang. Nous ne cherchons pas actuellement si le sang en a reçu une trop grande quantité,
ou s'il n'en détruit pas assez. Nous pensons que l'excès
de sucre dans le sang, dans une proportion que nous ne
pouvons déterminer, crée un véritable danger.

Nous avons vu dans le service de M. Lorain, il y a
quelques années, deux jeunes garçons pâtissiers. Pour
économiser tout l'argent qu'ils gagnaient, ils ne man-
geaient plus que le sucre en poudre qu'ils puisaient dans
la provision de leur patron. Ils furent pris tous deux, après
quinze ou dix-huit jours de ce régime, d'une véritable
éruption confluente de furoncles. Ils étaient amaigris,
mais ne présentaient pas de sucre dans les urines lors
de leur entrée à l'hôpital. D'autres médecins ont observé
des cas analogues.

(1) *Jordao*, Considérations sur un cas de diabète. Paris, 1857.
(2) *Heulen*, *Pfeuffers* Zeitschr. 3e Theil.

Jaccoud (1) discute parmi les causes du diabète la valeur de l'ingestion en excès de matières sucrées. « Certains faits, dit-il, observés par Romberg, Girard, Becquerel et Griesinger ont bien montré l'existence du diabète
chez des individus employés à la fabrication du sucre, et
qui, d'après leur propres renseignements, consommaient
une quantité exagérée de cette substance, etc. » Il semble
que ces faits, auxquels nous pourrions en joindre d'autres observés par MM. Pidoux et Durand-Fardel, montrent que la consommation journalière du sucre en excès
modifie profondément la nutrition.

L'expérimentation directe, l'injection de sucre ou de
glycose dans les vaisseaux ne donne pourtant pas de
résultats bien concluants. Il est vrai que les physiologistes ont cherché à déterminer tout autre chose qu'un
empoisonnement lent, et que le sucre a été injecté dans
les veines en quantité assez abondante pour provoquer
des effets immédiats. L'alimentation exclusivement sucrée a fourni aux expérimentateurs des résultats analogues à ceux de l'inanition. Magendie (2) rapporte une
expérience bien singulière faite par un médecin anglais,
Stark. Pour apprécier la propriété nutritive du sucre, ce
médecin s'en nourrit exclusivement pendant un mois;
mais il fut obligé de renoncer à ce régime : il était devenu très-faible, bouffi ; son visage présentait des taches
rouges livides. Il est mort peu de temps après son expérience, et les personnes qui l'ont connu pensent qu'il
pourrait bien en avoir été victime.

Il est donc possible qu'en dehors même de toute maladie, l'accumulation du sucre donne naissance à une altération du sang qui ne soit pas sans danger. M. Durand-

(1) Jaccoud, Clinique médicale, 1867, p. 814.
2) Magendie, Académie des sciences, 19 août 1816.

Fardel partage cet avis, il a eu l'extrême obligeance de me communiquer sur ce point une note manuscrite.

Pour lui, « le sucre qui n'est pas éliminé par nos urines pénètre nos tissus, et détermine un véritable état d'intoxication sucrée, auquel il faut rapporter la plupart des symptômes et des accidents du diabète, et définitivement la cachexie simple et même tuberculeuse.

Il est présumable qu'il ne faut pas juger de la quantité de sucre produit dans l'organisme par l'état glycosurique ; et que le degré de la maladie n'est pas en rapport avec la quantité de sucre éliminé, mais plutôt avec la quantité de sucre retenu. Il est certain qu'il y a des diabétiques peu malades et qui font beaucoup de sucre, et des diabétiques à tendance cachectique qui font peu de sucre.

Ce point de vue me semble trouver une justification dans ce qui se passe dans la diathèse urique, la gravelle urique et la goutte.

Dans la diathèse urique, l'économie est encombrée par l'acide urique, produit de décomposition des matières organiques azotées insuffisamment utilisées, parallèlement à l'utilisation incomplète des principes sucrés ou graisseux dans le diabète ou dans l'obésité.

Si l'acide urique en excès est éliminé, comme dans la gravelle, l'organisme ne souffre pas. Les graveleux ne sont pas malades. (Quant aux accidents produits par la migration des concrétions uriques, ils sont en dehors de la question). Dans la goutte, où il n'y a pas d'élimination, l'organisme souffre.

Si cet acide urique (*materia morbi*) suit la direction d'élection (propre à la goutte) vers les jointures, l'organisme ne souffre que d'accidents locaux, conséquence inévitable de son accumulation dans ce sens, accidents comparables jusqu'à un certain point à ceux de la néphrite graveleuse. S'il ne suit pas cette direction, l'organisme est infecté par l'acide urique ; de là une intoxication à laquelle il faut rapporter les accidents de l'arthritis, parallèles à ceux du diabète, et aboutissant également à un terme ultime, la cachexie. »

Ce parallèle nous semble juste, et en parcourant les observations, on voit souvent le diabète se terminer brusquement par une attaque de coma qui fait penser à quelques-uns des accidents de l'urémie (1), autre variété d'intoxication sanguine.

« Il est des diabétiques qui, à une période avancée, meurent subitement ou en quelques heures, les uns avec les symptômes de l'indigestion, les autres avec les accidents de l'apoplexie séreuse (2). »

M. Bouchardat, dans son article critique de la médication alcaline (3), cite des cas de suffocation survenus en quelques heures ; M. Bouchardat rapporte ces accidents dyspnéiques à des pneumonies, mais ces pneumonies brusquement survenues, et arrivées en quelques heures à l'*hépatisation*, sont bien singulières.

Pour Pavy : « Dans cet état anormal produit par la saturation de l'économie par le sucre, de bien légères causes suffisent pour entraîner des conséquences fâcheuses. Telle influence extérieure qui, chez une personne en santé, n'amènerait qu'un dérangement de peu de durée, suffit pour occasionner dans un cas de diabète des accidents mortels. »

De cet exposé il nous semble permis de conclure que l'accumulation du sucre dans l'organisme est un danger.

(1) *Niemeyer*, Éléments de pathologie interne, vol. II, p. 885. Paris, 1866. Il est bien entendu que les cas dans lesquels existe de l'albuminurie sont en dehors de la question.

(2) *Grisolle*, Traité de pathologie interne, 8e édit., vol. I, p. 846.

(3) Annuaire thérapeutique, 1848, p. 240 et suiv.

Division des médications.

De l'étude physiologique qui précède ressortent des conclusions qui nous conduisent directement à la division des médications employées contre le diabète sucré. Ainsi nous savons que dans cette maladie les aliments féculents ne sont pas la seule origine du sucre que l'on trouve dans l'urine, car les aliments azotés eux-mêmes apportent des matériaux capables de se transformer en sucre dans l'organisme. Nous avons reconnu en outre que divers troubles de l'innervation affectant soit le système nerveux central, soit plus spécialement les rameaux vaso-moteurs, provoquent directement dans certaines circonstances la formation du sucre ; enfin que quelle que soit son origine, si le sucre est en excès dans l'économie, il peut déterminer des accidents sérieux, résultant du défaut de sa destruction ou de son élimination.

Toutes ces données purement physiologiques ont conduit les médecins à différentes conceptions thérapeutiques, auxquelles répondent des médications importantes. La première a pour but d'empêcher autant que possible la formation du sucre en excès, et comme les aliments en sont la source la plus abondante c'est à modifier l'alimentation dans le sens des données physiologiques, que l'on s'est tout d'abord appliqué. De là une première classe de médications, celle qui est *destinée à empêcher l'introduction du sucre dans l'économie*. Elle comprend le régime alimentaire, l'emploi de la pepsine et de la levûre de bière.

Dans une seconde classe doivent se ranger les médicaments qui, par leur action plus spéciale sur le système nerveux, auront pour objet d'empêcher *la formation du sucre sous l'influence de troubles de l'innervation*, ainsi que divers moyens s'adressant plus spécialement à la lésion nerveuse qui aurait été le point de départ de la glycosurie. Opium, bromure de potassium, valériane, etc. — Révulsifs, séton, vésicatoire, etc., — médication spécifique dans certains cas.

Pour répondre à la troisième indication et combattre les fâcheux effets de la présence permanente dans l'organisme du sucre en excès, une troisième classe comprend les médications qui, s'adressant directement au principe nocif, doivent en *hâter la destruction* ou tout au moins en *favoriser l'élimination*. Telles sont les médications alcalines, celles dites oxydantes, l'exercice musculaire, les inhalations d'oxygène, le permanganate de potasse, etc.

Dans ces trois classes de médications nous n'avons puisé nos indications thérapeutiques que dans les données physiologiques, mais il ne faut pas oublier que quelle que soit la notion que nous ayons de la pathogénie du diabète, ses effets sur l'organisme déterminent un ensemble de symptômes qui eux-mêmes deviennent la *source d'indications spéciales* auxquelles le médecin doit satisfaire ; de là une quatrième classe de médications. Telle est en premier lieu cette cachexie qui s'observe parfois dès les premiers temps de la maladie ; et d'où ressort l'indication de la médication reconstituante : Toniques et ferrugineux.

Des complications de diverse nature et portant sur divers appareils, nécessitent également l'emploi de certains moyens que nous ne pouvons passer sous silence ;

ainsi l'huile de foie de morue dans la phthisie secondaire, les alcooliques dans la pneumonie, les toniques contre les accidents gangréneux, etc.

Évidemment nous n'avons pas eu la prétention d'établir dans les médications du diabète une division inattaquable, nous avons seulement voulu montrer sur quelles données principales reposent les médications les plus importantes. Tout en restant une division très-artificielle, on ne peut méconnaître qu'elle est fondée à la fois sur la physiologie et sur la clinique que nous n'avons jamais perdues de vue dans le cours de ce travail.

1ʳᶜ CLASSE.

MÉDICATIONS DESTINÉES A EMPÊCHER L'INTRODUCTION DU SUCRE DANS L'ÉCONOMIE.

Alimentation. — Pepsine. — Présure. — Levûre de bière. — Arsenic.

1° ALIMENTATION.

Il nous semble indispensable de commencer l'étude des médications du diabète par l'indication du régime alimentaire. En effet, la première indication est de refuser au diabétique les aliments susceptibles de donner naissance à une grande quantité de sucre. De plus, comme le régime a été associé à l'usage de toutes les médications depuis très-longtemps, nous aurons souvent à nous demander dans le cours de cette critique si nous devons rapporter les succès au remède ou au régime. Il faut donc étudier tout d'abord l'alimentation.

Il semble que les médecins anciens aient eu déjà une tendance à conseiller un régime alimentaire surtout animal.

Ainsi Aretée (1) recommande l'usage de la diète lactée ; Aétius ajoute les viandes nourrissantes, le vin généreux et les végétaux rafraîchissants. Alexandre de

(1) *Aretée*, De causis et signis diab., lib. II, cap. II, et de Cur. morb. diut., lib. VI, cap. III.

Tralles (1) préconise les avantages des aliments fortement nutritifs, à l'exemple d'Aretée, il vante aussi le régime de la diète lactée.

Leurs successeurs, au moins ceux que nous avons pu
consulter, semblent plus préoccupés de chercher des
médicaments à opposer à la phthisurie que de régler le
régime des malades.

Nous devons pourtant signaler Willis (2) et Lister (3),
qui revinrent à la diète lactée, et Aug. Rivinus (4).
Pour ce dernier, le diabète a pour cause la fluidité du
sang. Cette hypothèse mène l'auteur à une thérapeutique assez judicieuse. En effet, Rivinus prescrit un régime substantiel, et notamment le lait, les substances
animales qui contiennent beaucoup de gélatine, etc. (5).

Déjà, on le voit, on avait su distinguer que le siége de
la maladie n'était pas dans les reins. On cherchait, et
après avoir passé même par des théories géométriques(6),
on était arrivé à considérer le diabète comme dû à un

(1) *Alexandre de Tralles*, lib. IX, cap. VIII.

(2) *Willis*, Pharm. ration. Oxford, 1674, sect. IV, cap. III, p. 207.

(3) *Lister*, Exercit. de Hydrophob. diab. et hydrop. London, in-8,
1694.

(4) *Rivinus*, De Diabete. Diss. inaug. præs. Herman Conring, in-4°,
Helmotadii, 1676.

(5) M. Bouchardat (Annuaire 1841, p. 231) dit : « Le grand Sydenham
prit pour une des bases de son traitement l'emploi des viandes. »
Ce n'est pas parfaitement exact : nous lisons en effet dans Sydenham : « Il faut se conduire dans le diabète comme dans les flueurs
blanches, à l'exception de la saignée et des purgatifs qu'il faut bannir. »
A l'article *Flueurs blanches*, nous trouvons une polypharmacie vrai-
ment effrayante, suivie de cette phrase : « La malade usera d'aliments de facile digestion. Elle s'abstiendra de toutes sortes de légumes
et de fruits. Elle boira du vin d'Espagne à tous ses repas. » (Trad. de
Jault et Baumes, t. II, p. 343.)

(6) *Kratzenstein. Ch. Théop.*, Theoria fluxus diabetici, morc geome-
trico explicata. Diss. in-4°. Hallæ, 1746. Haller, Disputationes ad mor-
borum, etc., IV° volume.

vice de l'assimilation (1). C'est à Rollo (2) que l'on doit d'avoir nettement formulé un traitement très-remarquable pour l'époque, et de l'avoir institué en se basant sur une théorie qui faisait de l'estomac le siége de la maladie. C'est par la simple étude de deux observations de diabète, que Rollo a été amené à concevoir sa théorie et son traitement. Celui-ci est trop important pour que nous n'en reproduisions pas les conclusions.

« On peut, dit-il, conclure des deux observations précédentes :

1° Que le diabète sucré est une maladie de l'estomac, provenant de quelques changements morbifiques dans les puissances naturelles de la digestion et de l'assimilation ;

2° Que les reins et les autres parties du système, telles que la tête et la peau, sont affectés secondairement par sympathie et par un stimulus particulier ;

3° Que l'affection de l'estomac consiste dans une action et une sécrétion augmentée, accompagnée de la variation du suc gastrique et probablement de l'état trop énergique des vaisseaux lactés absorbants ;

4° Qu'on obtient la guérison de cette maladie par un régime et des médicaments propres à prévenir la formation de la matière sucrée, et à diminuer l'action augmentée de l'estomac ;

5° Que les principaux moyens à employer sont le repos, une entière abstinence des substances végétales, un régime animal exclusif, l'emploi des émétiques, du sulfure d'ammoniaque et des narcotiques ;

6° Que le succès de ce traitement prouve en grande partie les cinq conclusions précédentes ;

(1) *Place François*, De vera diabetis causa in defectu assimilationis quærenda. Diss. inaug., in-4°. Gottingæ, 10 april 1784.

(2) *John Rollo*, traduit par Alyon. Notes de Fourcroy. Paris, an VI.

7° Que la matière sucrée qu'on trouve dans l'urine est formée dans l'estomac, et qu'elle doit surtout sa formation aux substances végétales, comme le prouvent les effets immédiats produits par l'abstinence des végétaux et l'usage de la diète animale exclusive ;

8° Que l'acescence prédomine dans l'estomac des diabétiques et continue même quelquefois lorsqu'on a cessé entièrement l'usage des végétaux et que le sucre a été formé. On peut conclure, en outre, que tant que l'acescence continue, la disposition à la maladie n'est point détruite ;

9° Que la matière sucrée peut disparaître en trois jours, et ne pas se reproduire de nouveau en s'abstenant de matières végétales ; mais on ne peut déterminer exactement l'époque à laquelle la maladie et la disposition morbifique peuvent être totalement anéanties. On parviendra cependant à cette connaissance si les malades observent exactement le régime prescrit ;

10°....; 11°....; 12°....; 13°....; 14°....;

15° Que, dans nos deux observations, les erreurs dans le régime ont toujours été suivies de la reproduction de la maladie ; circonstances qui, quoique désavantageuses aux malades, confirment les idées que nous avons énoncées sur la nature et le traitement de cette maladie ;

16° Enfin, que nous pouvons tirer des deux cas cités cette conclusion que le diabète sucré était assez connu pour être radicalement guéri (1). »

Je crois intéressant de publier la médication formulée par Rollo dans une consultation avec Cruiksanck et Witmann. Elle montre suffisamment quelle série d'idées guidait les thérapeutistes dans les dernières années du

(1) *Rollo*, loco citato, p. 22 et suiv., 53, 63, 67, Ire partie.

siècle précédent et se rapproche beaucoup de quelques prescriptions modernes.

Voici le régime que Rollo conseilla à ses deux malades (1) :

« 1° Le régime sera composé principalement de substances animales et distribuées de la manière suivante :

A déjeuner. — Un litre et demi de lait et un demi litre d'eau de chaux mêlés ensemble; du pain et du beurre.

A dîner. — Des boudins composés de sang et de graisse, l'usage modéré des viandes faisandées et des graisses aussi rances que l'estomac pourra les supporter, telles que celles de porc.

A souper. — Les mêmes substances qu'à déjeuner.

2° On donnera pour boisson journalière quatre grammes de sulfure de potasse dissous dans un demi-décalitre d'eau ;

3° On fera au malade des frictions tous les matins avec du lard, et on lui appliquera une flanelle sur la peau, on ne lui permettra que de très-légers exercices ;

4° On fera prendre au malade, à l'heure du sommeil, vingt gouttes de vin antimonial tartarisé et vingt-cinq gouttes de teinture d'opium, on augmentera graduellement ces doses ;

5° On appliquera sur chaque rein un vésicatoire d'un centimètre de diamètre et on l'entretiendra avec soin;

6° On lui conservera la liberté du ventre avec une pilule composée de parties égales d'aloès et de savon.

Dès le second jour de ce traitement, le malade éprouva du mieux et son urine se rapprocha de l'urine naturelle, etc. (2). »

(1) *Rollo*, loco citato, p. 7 et suiv., Ire partie.

(2) *Rollo*, loc. cit., p. 62, Ire partie. Ajoutons que Rollo a même connu la glycosurie passagère : « Il y a, dit il, des femmes grosses qui éprouvent des diabètes momentanés. »

Nicolas et Gueudeville (1) arrivèrent aux mêmes conclusions thérapeutiques. « Deux indications se présentent à la médecine :

1° Remédier à l'état spasmodique ;

2° Rendre au malade les principes d'animalisation ;

Pour arriver à ce but, elle doit chercher les aliments et les remèdes parmi les substances qui contiennent l'azote et les sels phosphoriques. »

Dupuytren (2) adopte le traitement recommandé par Rollo ; il alimente ses malades à l'aide de substances fortement azotées.

Les esprits étaient donc bien préparés ; il était admis que le régime animal était le meilleur pour les diabétiques, on soupçonnait que des troubles gastriques n'étaient pas étrangers à son développement, lorsque M. Bouchardat publia son premier mémoire (3) sur la nature du

(1) *Nicolas et Gueudeville*, Recherches et expér. méd. et chim. sur le diabète sucré. Paris, an XI, 1803.

(2. *Dupuytren*, Rev. méd., 1824, t. I, p. 335.

(3) *Bouchardat*, 1° Revue médicale, 1838, numéro de juin.

    2° Monographie du diabète sucré ou glycosurie (Annuaire de thérapeutique, 1841).

    3° Recherches sur le traitement du diabète sucré (Annuaire de thérapeutique, 1842).

    4° Nouvelles recherches sur la glycosurie, précédées d'expériences sur la fermentation glycosique et de celles sur la digestion des sucres et des féculents (Annuaire de thérapeutique, supplément, 1846).

    5° Considérations sur la nature de la glycosurie et sur les difficultés que présente dans les hôpitaux le traitement de cette maladie (Annuaire de thérapeutique, 1848).

    6° Réponses à diverses critiques se rapportant à mes recherches sur la glycosurie (Annuaire de thérapeutique, 1848).

    7° De l'alimentation des habitants des campagnes (Annales d'agriculture, nov. 1848).

    8° Nouvelles recherches sur la glycosurie (Bulletin de l'Acad. de méd., 26 mars 1850, t. XV, p. 538).

diabète sucré et son traitement. S'appuyant sur l'autorité de Rollo, Nicolas et Gueudeville, dont il rapporte les opinions sur le régime propre aux diabétiques, M. Bouchardat formule ainsi sa théorie du diabète (1) :

« L'existence du sucre de fécule dans les urines, provient de la transformation de la fécule en sucre de fécule, telle que nous pouvons l'effectuer dans nos aboratoires.

Il existe dans l'économie des diabétiques un principe qui a sur l'amidon une action toute semblable à celle de la diastase.

Des expériences m'ont démontré que le ferment, le gluten, l'albumine, la fibrine, dans de certaines conditions d'altération que j'ai exposées ailleurs (2), pouvaient exercer sur l'amidon une action tout à fait comparable à celle de la diastase et que ces principes se rencontrent avec l'amidon dans l'estomac des diabétiques.

J'ai constamment observé, chez tous les diabétiques que j'ai vus, que la quantité de sucre contenue dans les urines, était toujours en raison directe de la quantité de pain ou d'aliments féculents ou sucrés qu'ils avaient pris dans les vingt-quatre heures. Si on diminue la quantité de ces aliments féculents ou sucrés, la proportion d'urine rendue et de sucre contenu dans les urines diminue en proportion concordante.

9° Du diabète sucré ou glycosurie, son traitement hygiénique (Mémoires de l'Académie de médecine, 1851, t. XVI).

10° Diabète sucré ou glycosurie. Histoire critique des travaux récents (Annuaire thérap., 1852, p. 253).

11° De l'entraînement ou de l'exercice forcé appliqué au traitement de la glycosurie (Annuaire de thérap., 1865, p. 291).

(1) Annuaire, 1841, p. 216 et suiv.

(2) Recueil des mémoires du concours de la Société de pharmacie sur la fermentation acide.

En supprimant presque complétement l'usage de ces aliments, les urines reviennent peu à peu à leur quantité et à leur composition normales.

La soif des diabétiques est en raison directe des aliments sucrés ou féculents qu'ils prennent. J'ai observé que pour une quantité d'aliments représentant une livre de fécule, ils boivent ordinairement sept litres d'eau environ, et rendent à peu près huit litres d'urine.

Si on diminue ou supprime les aliments sucrés ou féculents, la soif suit immédiatement une marche rétrograde parfaitement comparable.

La soif ardente dont sont tourmentés les malades diabétiques trouve une explication tout à fait satisfaisante dans les faits que nous connaissons sur l'action de la diastase sur l'amidon. Pour que la transformation de l'amidon en sucre soit complète, il faut que la fécule soit dissoute dans sept fois environ son poids d'eau. Eh bien ! un phénomène semblable s'observe chez les diabétiques ; pour que la transformation d'amidon en sucre, qui est une nécessité forcée de leur état, puisse s'effectuer, il leur faut sept parties d'eau, et tant qu'ils ne l'ont pas ingérée, ils sont tourmentés d'une soif à laquelle il leur est impossible de résister.

La théorie que je viens d'exposer est appuyée sur tant de faits, sur tant d'expériences variées de toutes les manières, que je regarde les deux propositions suivantes comme l'expression exacte de la vérité :

1° Chez les diabétiques la soif est en raison directe des aliments sucrés ou féculents qu'ils prennent ;

2° La proportion du sucre contenue dans les urines est dans un rapport constant avec la proportion des aliments féculents ou sucrés. »

M. Bouchardat cherche ensuite à expliquer le mode de formation de la diastase dans l'appareil digestif du diabétique, mais avoue qu'il reconnaît lui-même l'insuffisance des hypothèses qu'il propose. (Influence de la cessation des fonctions cutanées. Influence du système nerveux.) Nous ne faisons que les indiquer, parce que M. Bouchardat les a ensuite abandonnées.

En 1842, M. Bouchardat reproduit sa théorie sans grande modification.

Dans le mémoire publié en 1846, M. Bouchardat constate qu'en faisant vomir des diabétiques, une heure après un repas féculent, on trouve du sucre de fécule dans les matières vomies. L'analyse de ces matières donne à M. Bouchardat une substance composée d'oxygène, d'hydrogène, de carbone et d'azote qu'il pense être *la diastase capable de transformer la fécule en sucre dans l'estomac.* Au contraire, chez l'homme non diabétique, les vomissements ne contiennent aucune matière possédant une action dissolvante (1); deux heures après un repas féculent on ne trouve dans ces conditions que des quantités très-faibles de glycose (2).

Pour M. Bouchardat (3), la digestion des féculents chez l'homme sain et chez le diabétique diffère en ce que chez l'homme sain la transformation des féculents est lente et se fait dans l'intestin, tandis que chez le diabétique elle est rapide et se fait dans l'estomac.

La cause principale de la glycosurie serait l'usage continu des féculents à dose exagérée. La maladie consisterait dans une exagération d'une fonction normale.

(1) Annuaire, supplément, 1846, p. 178.

(2) *Griesinger* (Studien über Diabeten. Archiv. für physiol. Heilkunde, 1859, p. 48) cite la théorie de M. Bouchardat et rapporte en sa faveur une expérience de Petters (Prague, vol. LV). Celui-ci aurait montré que le mucus stomacal d'un cadavre de diabétique transforme l'amidon en sucre, le sucre en alcool, ce que ne ferait pas à l'état normal le mucus pris sur le cadavre d'un homme non diabétique.

(3) Annuaire, supplément, 1846, p. 199.

Enfin dans quelques cas une lésion du pancréas capable de mettre obstacle à la sécrétion normale (atrophie, obstruction du canal excréteur) expliquerait la formation du sucre dans l'estomac par une sorte d'erreur de lieu.

D'autre part, passant à des considérations d'un autre ordre, que nous discuterons dans la IIIe classe, M. Bouchardat ajoute que plusieurs raisons rendent plus difficile la destruction du glycose dans le sang des glycosuriques. On pourrait penser qu'un abaissement de température de 1 ou 2 degrés, dont M. Bouchardat a constaté l'existence chez ses malades, n'est pas étranger à cet effet. Pour lui, cet abaissement de température tient à la grande quantité de boissons froides ingérées et à la dépense de chaleur inutilement employée pour produire la conversion des féculents en glycose.

Tel est l'exposé de la théorie de M. Bouchardat. Après avoir lu les différents mémoires qu'il a publiés, je ne crois pas avoir laissé échapper un seul point essentiel.

Il est évident pour nous que l'ingestion des féculents fait varier dans une certaine proportion la quantité de sucre rendu par les urines, c'est d'ailleurs un fait qui a été vérifié par presque tous les médecins (1). Mais il n'en est pas moins vrai que la suppression des féculents ne suffit pas, le plus souvent, pour faire disparaître le sucre des urines, c'est un fait dont M. Bouchardat a été lui-même témoin bien des fois. Cette théorie pathogénique laisse donc de côté un grand nombre de faits. Elle est incomplète en ne tenant compte que de la formation du sucre aux dépens des matières féculentes. Nous savons que le

(1) Pavy a dressé un tableau indiquant les variations de la quantité de sucre excrétée sous l'influence des différents régimes. (Voyez à la fin de la thèse.) L'observation est celle d'un jeune homme de 32 ans.

diabétique fait du sucre avec les aliments azotés, qu'il en fait même lorsqu'il est à la diète absolue.

M. Bouchardat ne conseille pas seulement la privation des féculents. Il les remplace par le vin de Bordeaux ou de Bourgogne rouge à la dose d'un litre pour un homme adulte et par une alimentation très-riche en corps gras. De plus, il proscrit la bière, les boissons acides, le lait, permet quelques légumes, la chicorée, les épinards. Il remplace le pain ordinaire par le pain de gluten.

Telles sont les règles du régime alimentaire. Nous allons discuter les plus importantes de ces prescriptions (1).

On a publié un grand nombre d'observations de guérison par le régime de M. Bouchardat, et ce n'est que justice de reconnaître qu'en formulant un traitement rigoureux, en y revenant souvent dans ses publications, cet auteur a réussi à faire passer dans l'esprit des médecins une partie de ses convictions et que ce traitement a donné un certain nombre de guérisons. Nous séparons en ce moment pour les besoins de la critique, les autres moyens préconisés par M. Bouchardat, inséparables de son traitement : vêtements chauds, exercices ; nous sommes d'ailleurs persuadé, comme lui, que leur importance ne le cède pas à celle du régime alimentaire.

Suppression des féculents. — La suppression des féculents a donné de bons résultats, confirmés par d'assez nombreux observateurs pour qu'on ne puisse mettre en doute son utilité. Nous devons pourtant prévenir que cette méthode de traitement du diabète a été si souvent

(1) Je donne à la fin de ma thèse l'énumération des mets qui conviennent aux glycosuriques, d'après M. Bouchardat. (G. Baillière, 1865.)

associée à d'autres médications plus ou moins complexes, qu'il serait difficile de la juger uniquement par le résultat des observations. Le régime azoté a surtout ce premier effet : que la soif, et par suite la quantité des urines éliminées baisse considérablement. Or, à la diminution de la quantité des urines éliminées correspond ordinairement une diminution plus ou moins proportionnelle de la quantité du sucre perdu.

Quelques médecins, se basant sur ce fait réel, ont exagéré, suivant nous, la prescription ; et voulant à tout prix éviter l'élimination du sucre, ils ont mis leurs malades à une véritable diète de boissons. Nous croyons que c'est une pratique dangereuse. Pour Griesinger (1), en effet, la diminution du sucre dans les urines, lorsqu'on expose le malade à une soif très-prolongée (deux jours), n'est qu'un résultat factice. L'expérience montre qu'il se fait une accumulation du sucre dans le sang et dans les tissus. En voici la preuve : aussitôt que l'on fait cesser cet état de soif, que le malade l'apaise un peu, il y a évacuation du sucre en masse dans les trois heures qui suivent. Nous pensons, d'après ces expériences, que s'il est mauvais de laisser le malade boire avec exagération, ce serait tomber dans un excès inverse que de l'empêcher de prendre une quantité de liquide suffisante pour permettre l'élimination du sucre formé dans l'économie.

Ainsi, la privation des féculents diminue la quantité de l'urine rendue et du sucre excrété. C'est un bon effet, mais il ne faut pas chercher brusquement à ne plus avoir comme volume et comme nature, que des urines normales.

(1) *Griesinger*, Studien über Diabeten. Archiv. f. physiolog. Heilkunde, 1859, p. 48 ; U. 1862, p. 376. Mémoire basé sur 225 observations.

La privation des aliments féculents n'est pas facile à tolérer. En parcourant les observations, on est frappé de ce fait que les médecins, contraints par les supplications des malades, ont été le plus souvent obligés de permettre une petite quantité de pain. Le goût des diabétiques pour les féculents est d'ailleurs extrême, ainsi que M. Bouchardat l'a noté. Dans les hôpitaux, où les malades très-surveillés ne peuvent commettre aucune infraction au régime, on trouve toujours que lorsqu'ils se sont procuré des aliments en les dérobant ou en les achetant, ils ont dérobé ou acheté du pain.

Pour remédier à cet inconvénient, M. Bouchardat, dès 1841, fit fabriquer du pain qui ne contenait pas de fécule. Ce pain, dit *pain de gluten*, peut remplacer en effet, dans une certaine mesure, le pain ordinaire. Mais, malgré les améliorations qui ont été apportées à sa fabrication, on doit avouer qu'il est exceptionnel que les malades se contentent de son usage ; en général, au bout de quelques jours, on est obligé de rendre quelque peu de pain ordinaire. L'état des gencives rend de plus sa mastication très-souvent impossible.

Toutefois, comme on croyait à la nécessité absolue de la privation des féculents, on a, à diverses reprises, essayé de transformer le pain de gluten de Bouchardat. On peut employer comme succédanés le pain de gluten de M. Bérenger-Féraud, le biscuit d'amandes douces de M. Pavy (1), le gâteau de son de MM. Camplin et Lionel

(1) Voici, d'après Bouchardat, la formule de la fabrication du pain de gluten. Prenez : farine de gluten, 1 kilogramme ; levûre fraîche, gros comme une petite noix, que vous délayez dans un peu d'eau fraîche ; sel de cuisine, deux pincées. Ajoutez : eau chaude à 35 ou 40 degrés, quantité suffisante pour faire une pâte de bonne consistance. Cette pâte étant mise dans un panneton saupoudré de farine de gluten ou de son, placez-la dans un endroit chaud jusqu'à ce qu'elle soit bien soulevée par la fermentation, ce qui peut exiger de un heure

Beale. En se plaçant au point de vue de la suppression
de la fécule, qui a guidé M. Bouchardat dans la fabrication de son pain de gluten, il est certain que le biscuit

et demie à deux heures, suivant la température. On divisera cette pâte
en petits pains que l'on fera cuire comme le pain ordinaire. On peut y
mêler une certaine proportion de farine de son épurée.

M. Bérenger-Féraud, chirurgien de la marine, constate que le pain
de M. Bouchardat est désagréable au goût et à la vue, est lourd à
l'estomac, entretient la constipation, et, point qui n'est pas sans intérêt, car son usage doit être longtemps prolongé, est d'un prix très-
élevé. M. Bérenger-Féraud, qui s'est montré très-sévère pour le pain
de gluten, en propose un autre où le son entre dans une très-notable
proportion, et qui remplace, avec avantage, le pain primitif.

Voici les formules proposées par M. Bérenger-Féraud :

Gluten.	25	35	45	55	65
Farine.	10	10	10	10	10
Son.	65	55	45	35	25
	100	100	100	100	100

(*Bérenger-Féraud*, Bull. de thér., 1864, t. LXVI, p. 173.)

M. Pavy reproche au pain de gluten de M. Bouchardat de renfermer
encore une notable proportion d'amidon. C'est pour ce motif que
l'auteur a cru devoir remplacer les graines des céréales par des semences qui, parfaitement exemptes de *principes délétères*, renferme-
raient de l'huile au lieu d'amidon. Son choix s'arrêta sur les amandes
douces, dont nous allons rappeler la composition chimique.

Selon Boullay, qui a analysé les amandes douces, 100 gr. de ces
semences seraient formés de : eau, 3,5; pellicules extérieures conte-
nant un principe astringent, 5; huile, 54; albumine jouissant de toutes
les propriétés de l'albumine animale, 24; sucre liquide, 6; gomme, 3;
parties fibreuses, 4; perte et acide acétique, 0 gr.,5. Les résultats
fournis par la chimie démontrent l'absence complète des principes
dangereux dans l'amande douce; mais ils y révèlent la présence de
6 pour 100 de sucre qu'il faut faire disparaître. Le procédé que l'auteur recommande consiste à verser, sur les amandes réduites en
poudre, de l'eau bouillante légèrement acidulée par l'acide tartrique.
En effet, par ce moyen, on coagule l'albumine, on s'oppose par suite
à l'émulsion de l'huile, et, dans l'eau de lavage qui reste limpide, on
entraîne la totalité du sucre. Quand l'amande douce est ainsi préparée,
grâce aux 24 pour 100 de matière azotée qu'elle renferme, elle jouit
de propriétés nutritives incontestables, et ses 54 pour 100 d'huile sont

d'amandes douces, le pain et le gâteau de son, contiennent moins de fécule et sont par conséquent supérieurs
au pain de gluten. Mais, dans une question où le goût
du malade intervient plus impérieusement que la volonté
du médecin, il sera peut-être bon d'alterner l'emploi de
ces divers aliments et de les utiliser tous.

Alimentation azotée. — Nous avons déjà noté que le
régime exclusivement azoté n'empêche pas, chez un
grand nombre de malades, la formation du sucre. M. Jaccoud (1), en forçant un peu les termes, rend d'une façon
très-nette ce que l'on observe chez les divers diabétiques. Il admet trois types et dit : « le premier diabétique
a une glycosurie amylacée, supprimez-lui les féculents,
la glycosurie disparaît aussi longtemps que le malade
s'astreint à ce régime, il a le bénéfice d'une guérison
toute artificielle.

Enlevez les féculents chez le second malade, les choses
ne se passent plus de même : la glycosurie ne cesse
pas, elle diminue seulement, et cette diminution même
peut n'être que temporaire.

Mettez le troisième diabétique à une diète complète, il
continue à perdre du sucre comme par le passé.

destinés à remplacer l'amidon des céréales dont l'usage est interdit
aux diabétiques.

On mélange ces amandes douces ainsi préparées avec des œufs en
proportion convenable. Après des essais persévérants, M. Pavy a réussi
à faire préparer des biscottes et différentes formes de biscuits susceptibles d'une longue conservation.

Cet aliment est irréprochable au point de vue du diabétique. Or,
comme le nombre des aliments qui lui sont permis est très-restreint,
on sera heureux de pouvoir y joindre le biscuit d'amandes.
(*Bull. de thérapeutique*, 1863, vol. LXIV, p. 45.)

Camplin et Lionel Beale recommandent un gâteau fait avec du son, du
lait, des œufs, du beurre; on additionne la pâte de muscade, gingem-
bre ou d'un autre condiment. (Voy. *Union médicale*, 1864.)

(1) *Jaccoud*, Clinique médicale. Paris, 1867, p. 789.

Ces deux derniers ont une glycosurie azotée dont les matériaux sont fournis soit par les aliments azotés, soit par leurs propres tissus. »

M. Griesinger (1) profita de ce qu'il avait en observation un malade à qui la suppression des féculents n'avait pas procuré cette amélioration plus ou moins artificielle qui la suit quelquefois. Il institua des expériences pour se rendre compte du rapport qui pouvait exister entre la quantité de *nourriture animale pure* et ses albuminates d'une part, et les quantités de sucre éliminé d'autre part.

Voici ces expériences :

Un malade reçut pendant quatre jours, sous le contrôle le plus sévère, une alimentation exclusivement azotée.

On lui donnait à boire, suffisamment pour calmer sa soif.

Voici le rapport qu'on trouve entre le sucre et le poids des aliments :

Poids des aliments azotés. . . . . 4,320 gr.
Poids du sucre éliminé. 542 32

Si l'on retranche du poids des viandes 70 p. 100 d'eau, qu'elles renferment, on constate que le malade a reçu 1,296 gr. d'extrait de viande. Donc, le poids du sucre éliminé fait environ les deux cinquièmes (un peu plus) du poids de ces matériaux solides.

Or, d'après Schmidt, la viande fraîche possède en moyenne 22 p. 100 d'albuminates non hydratés. Par conséquent, le malade a reçu dans les 4,320 gr. de viande, environ 950 gr. d'albuminates non hydratés ; le

(1) *Griesinger*, Studien über diabeten. Archiv. für physiolog. Heilkunde, 1859.

poids de sucre éliminé correspond approximativement aux trois cinquièmes de ces albuminates (1).

Après quatre jours de ce traitement, le malade fut soumis pendant deux jours au régime suivant :

> Boisson à volonté.
> Viandes (bœuf, saucisses, un œuf par jour). . 2,270 gr.
> Poids du sucre éliminé. 296

En faisant le même calcul que précédemment, on trouve encore que la quantité de sucre éliminée est un peu supérieure aux deux cinquièmes des parties solides de la nourriture animale (2). Le malade aurait reçu en albuminates non hydratés environ 500 gr., et sous forme de sucre, il aurait éliminé à peu près les trois cinquièmes de ce poids.

Le même sujet, soumis à une nouvelle expérience pendant vingt-quatre heures, fournit les résultats suivants :

> Poids de la viande ingérée.. . . . . . 960 gr.
> Sucre éliminé.. 126

Donc, cette fois encore, le sucre égala et dépassa un peu les deux cinquièmes de ce poids (3), et égala précisément les trois cinquièmes des albuminates non hydratés.

Cette proportion est restée constante, alors que l'on faisait varier la quantité de viande. Il y a donc, d'après Griesinger, un rapport direct entre l'élimination du sucre et la quantité des parties solides contenues dans les aliments ingérés dont les deux cinquièmes ont servi à la formation du sucre rendu.

(1) Exactement les trois cinquièmes seraient 570 grammes.
(2) Les deux cinquièmes exactement seraient 272 grammes.
(3) Les deux cinquièmes exactement seraient 115 grammes.

On peut conclure de ces expériences et de l'observation des malades, que le régime exclusivement azoté ne suffit pas pour faire disparaître le sucre des urines, que les diabétiques font du sucre en excès avec les viandes qui leur sont données ou avec leur propre substance, et que l'alimentation doit largement tenir compte de cette dépense énorme.

En présence de ces résultats, je ne sais jusqu'à quel point il est utile de forcer le malade à fabriquer du sucre avec des aliments azotés, et de le mettre à la diète absolue des féculents. Dans tous les cas, il faudra lui donner, à titre de suppléants physiologiques des féculents, des substances grasses, car il est prouvé aujourd'hui que ce sont les graisses qui excitent le moins la formation du sucre.

Graisses. — M. Bouchardat a parfaitement établi depuis longtemps qu'il ne suffisait pas de priver le diabétique de féculents, mais qu'il fallait les remplacer par d'autres hydrures de carbone. Cette opinion est née de la théorie de Liebig sur la division des aliments en deux classes, azotés et non azotés, ne se suppléant pas les uns les autres. Nous savons et nous venons de montrer que cette distinction est loin d'être absolue, que les aliments azotés peuvent suppléer les aliments hydrocarbonés, du moins en grande partie. Il est pourtant évident que la suppression brusque des sources les plus riches en éléments combustibles, ne peut pas être indifférente aux fonctions de nutrition.

En conséquence, M. Bouchardat a proposé de remplacer les aliments féculents par la graisse et l'alcool. Rollo, en vertu de je ne sais quelle répugnante théorie, avait déjà conseillé « les graisses aussi rances que l'estomac pouvait les supporter. » Heureusement aujourd'hui la théorie permet la graisse fraîche, et M. Bouchardat réclame comme une de ses inventions les plus utiles au traitement de la glycosurie cette substitution de la graisse et des alcooliques aux féculents. Bien qu'on ait depuis longtemps prescrit la graisse, car Thénard et Dupuytren faisaient aussi manger du lard aux diabétiques, M. Bouchardat a théorisé cette méthode et a eu le mérite de la faire entrer dans la pratique commune.

M. Cl. Bernard a vérifié expérimentalement l'influence de l'alimentation par les matières grasses sur la production du sucre (1), et il a « trouvé ce fait très-curieux que sous l'influence de cette alimentation, le sucre diminuait dans le foie absolument de la même manière que si l'animal avait été mis à l'abstinence absolue. » L'auteur explique ce résultat en rappelant que les matières grasses sont presque exclusivement absorbées par les chylifères, et qu'elles ne passent pas par le foie.

On peut donc utiliser largement les graisses dans le traitement du diabétique. Il est du reste remarquable de voir avec quelle facilité les diabétiques non cachectiques digèrent les mets réputés les plus indigestes (boudins, saucisses, etc.).

Alcooliques. — L'utilité des alcooliques, admise par M. Bouchardat, ne me semble pas résolue d'une façon aussi absolue. En effet, que cherche ce savant chimiste? A diminuer la quantité du sucre éliminé par les urines. Or si l'alcool ne forme pas de sucre, il en provoque le développement dans l'économie. MM. Harley (2), Cl. Bernard, Rosenstein (3) ont publié sur l'influence des

(1) *Cl. Bernard,* Leçons de physiologie expérimentale, année 1855, vol. I, p. 136.
(2) *Georges Harley,* Med. Times and Gaz., 21 oct. 1865, p. 437.
(3) *Rosenstein,* Arch. f. Path. Anat. u. Phys., t. XIII, n. 4 et 5, année 1860.

alcooliques des expériences qui me semblent démonstratives.

M. Harley injecte directement dans la veine porte hépatique de plusieurs chiens, de l'acool, de l'éther, de la liqueur d'ammoniaque et immédiatement les chiens deviennent glycosuriques. Il suffit d'une injection de 15 gouttes de liqueur d'ammoniaque dans 40 centimètres cubes d'eau pour provoquer une glycosurie qui dure plus de vingt heures.

On peut objecter à ces injections intraveineuses qu'elles provoquent une irritation directe et que c'est sous cette influence que survient la glycosurie. M. Cl. Bernard fait l'injection dans l'intérieur du tube digestif, et il constate qu'il suffit de six centimètres cubes d'alcool injectés directement dans l'intestin grêle pour provoquer une abondante glycosurie. Le résultat est le même avec l'éther.

Rosenstein a expérimenté directement sur un diabétique. Il lui a fait prendre successivement du café, de la bière de Bavière, du vin, de l'acide tartrique. Voici les résultats qu'il a obtenus. Le régime était toujours le même, presqu'exclusivement azoté.

Café : Augmentation du chlorure de sodium et du sucre, diminution de l'urée.

Bière de Bavière : Augmentation considérable du chlorure de sodium, augmentation du sucre, mais moindre qu'avec le café; légère diminution de l'urée.

Vin (bordeaux additionné d'alcool; madère, bordeaux pur) : Augmentation du sucre, augmentation légère du chlorure de sodium, légère diminution de l'urée. Plus le vin était alcoolique, moins la quantité de sucre était augmentée.

Acide tartrique : Augmentation du sucre; légère augmentation du sel, diminution de l'urée.

Pendant un état fébrile modéré, le sel retomba à la quantité normale; l'urée diminua, tout en dépassant encore la proportion physiologique; mais le sucre était excrété en quantité beaucoup moindre.

Griesinger s'est aussi occupé de la question, et il est arrivé également à ce résultat curieux que l'usage abondant de boissons alcooliques augmente considérablement la quantité du sucre dans les urines. Quand leur usage détermine des transpirations riches en sucre, en même temps que le sucre augmente dans la sueur, il diminue dans les urines. Enfin, lorsque l'on donne l'alcool jusqu'à ivresse complète, la production du sucre cesse aussitôt.

Camplin cite un cas, dans lequel l'ingestion de deux verres de vin a été suivie immédiatement d'une augmentation de la densité de l'urine (1025, 1037). Griesinger cite aussi Frick et Siemsen qui ont constaté que l'eau-de-vie, le vin du Rhin et le vin ordinaire faisaient augmenter la quantité de sucre contenu dans les urines.

Je sais de plus qu'un large emploi du vin n'a pas semblé aux médecins aussi favorable qu'à M. Bouchardat.

M. Durand-Fardel a remarqué que « les diabétiques gras, à grand appétit, à production considérable de sucre, se trouvent habituellement très-bien du vin pur et des alcooliques, qu'ils supportent à des doses souvent considérables. Mais les diabétiques maigres, affaiblis, excitables, s'en trouvent souvent assez mal. J'en ai vu plus d'un qui devait certainement à ce régime, même suivi avec une tempérance relative, un état d'excitation nerveuse permanente, avec fréquence du pouls, respiration précipitée, etc. »

M. le docteur Senac m'a dit qu'à Vichy, où il a observé beaucoup de diabétiques, il n'en avait jamais vu qui aient eu à se louer d'un régime fortement alcoolique.

a. MH[ɪʎə considère l'usage des stimulans turtou test

des alcooliques comme nuisible non-seulement aux diabétiques une fois que la maladie est développée, mais il pense que leur abus est capable de la faire naître. Il rapporte à ce sujet une conversation qu'il eut avec Pfeuffer à Munich. Pfeuffer remarqua que dans les six dernières années il n'avait vu qu'un cas de diabète à Munich, tandis qu'auparavant à Heildelberg il en observait quatre ou cinq tous les ans. Pfeuffer attribue cette différence à ce que les habitants de Munich boivent de la bière, tandis que les habitants de Heildelberg boivent du vin du Rhin beaucoup plus alcoolique.

En résumé, il est prouvé expérimentalement que l'usage du vin augmente la quantité du sucre formé dans l'organisme. En me basant sur l'opinion de M. Bouchardat, si l'on voulait absolument faire disparaître le sucre des urines, il faudrait proscrire complétement l'usage du vin. Mais nous avons déjà dit que pour nous, ce qui était plus grave qu'une augmentation dans l'excrétion du sucre, c'était sa rétention dans le sang. Nous pensons donc qu'il est préférable de tolérer l'inconvénient de l'augmentation légère de la quantité du sucre excrété, et de ne pas se priver des effets toniques du vin.

Nous en dirons autant de la bière. Il faut interdire complétement celle qui se débite dans les cafés, car elle est fabriquée surtout avec de la dextrine ; mais il est probable que d'autres bières, les bières fermentées, seraient moins dangereuses. La bière, par son amertune, calme la soif du diabétique beaucoup mieux que les autres boissons.

L'usage du café donne lieu à des considérations analogues. En le permettant on produit, en effet, une légère augmentation du sucre dans les urines; mais de même que pour le vin, la quantité d'urée excrétée est un peu diminuée. Je ne voudrais pas baser ma critique sur les données très-hypothétiques de la chimie physiologique;

mais cette diminution dans la perte d'urée accuse, dans le travail intime de la nutrition, quelque modification dont plus tard on devra tenir compte.

Ce qui montre encore qu'il ne faut pas s'effrayer trop de la quantité du sucre éliminée, et juger sur ce signe la valeur d'un aliment, c'est qu'en définitive, toute alimentation provoque une glycosurie plus ou moins abondante. Ce fait a déjà été signalé par M. Bouchardat, il a été bien étudié par M. Traube (1), et il est facile de constater, qu'après chaque repas, alors même qu'il n'y a eu aucun féculent ingéré, la quantité de sucre éliminé augmente ; elle peut tripler et quadrupler.

Harley (2) a même montré qu'en provoquant un désordre quelconque de l'intestin, non-seulement une indigestion alimentaire, mais même une purgation par un moyen quelconque incapable de fournir un excitant au foie, on obtenait le même résultat, c'est-à-dire une augmentation notable de la glycosurie. Cette formation exagérée de sucre peut être considérée comme venant à l'appui de la théorie vasculaire de Schiff.

Nous venons de passer en revue l'influence des féculents, des matières azotées, des graisses et des boissons. Il nous reste à faire quelques remarques sur d'autres aliments, légumes, lait, chlorure de sodium, sucre, et à juger dans leur ensemble les effets du régime alimentaire.

Légumes, fruits. — M. Bouchardat permet certains légumes : des épinards, des choux, des asperges. Martin Solon, Contour (3) ont confirmé l'innocuité de ces aliments. Pourtant Harley raconte qu'à une époque où il

(1) *Bence Jones,* Med. Times, 28 janv. 1867; Traitement du diabète.

(2) *M. Traube,* Arch. von Virchow and Reinhardt, für Heilkunde, 1851.

(3) *Contour,* Thèse de Paris, 1844, p. 89.

s'occupait de recherches sur la glycosurie, il essayait ses urines plusieurs fois par jour. Une fois, il fut surpris de trouver une quantité de glycose considérable. Il attribua cette glycosurie à des asperges qu'il avait mangées au dernier repas. Pour s'en assurer, il mangea pendant deux jours une grande quantité de la même salade d'asperges; et il eut une abondante glycosurie qui dura plus de cinq jours. Son urine tachait son pantalon, et il avoue qu'au cinquième jour il commençait à être véritablement inquiet. L'asperge semble devoir être rayée de la carte que M. Bouchardat a dressée pour le diabétique.

M. Bence Jones (1) estime que le tort que diverses substances (fruits mûrs, féculents, boissons) peuvent faire aux diabétiques, peut être exprimé, en quelque sorte, par les quantités d'amidon, de dextrine, ou de sucre qu'elles contiennent.

Il a publié à cet effet la carte suivante, dont il sera bon de tenir compte :

Quantité d'amidon, de dextrine ou de sucre.

Abricots.	93 °/₀	Pois.	67 p. °/₀.
Prunes.	92	Fèves.	67
Pêches.	86	Pain.	61
Cerises.	85	Lait.	21
Poires.	84	Stout environ 45 à 64 grains par once.	
Figues.	79	Porter.	23 à 40 —
Groseilles.	37	Ale.	12 à 45 —
Riz.	90	Cidre.	18 à 44 —
Maïs.	88	Porto.	16 à 34 —
Arrowroot.	77	Madère.	6 à 66 —
Pommes de terre.	76	Champagne.	6 à 18 —
Gruau.	70	Xérès.	0 à 12 —

(1) *Harley*, loco citato.

Lait. — Le *lait* est, d'après M. Bouchardat, un mauvais aliment pour le diabétique. Sans pouvoir donner la série des modifications que la lactine peut subir dans l'écono-mie, M. Bouchardat (1) est arrivé à cette conclusion par l'expérimentation directe. Il a vérifié un grand nombre de fois, à l'aide de l'appareil de Biot, qu'en ajoutant au ré-gime d'un glycosurique un litre de lait de vache dans les vingt-quatre heures, l'augmentation du sucre rendu dans ce temps est de 50 grammes. Ce chiffre correspond exac-tement à la quantité de lactine ingérée en sus du régime ordinaire.

M. Bence Jones (2) conclut un peu différemment, mais ses expériences plaident en faveur de l'opinion de M. Bouchardat. Pour lui, si le sucre de lait n'était pas brûlé dans le système circulatoire, le lait serait presque aussi dangereux qu'une égale quantité de la plupart des vins et de l'ale le plus sucré ; mais ses expé-riences, dit-il, lui ont montré que le sucre est le plus souvent brûlé en partie, et même complétement.

Bence Jones expérimenta sur un diabétique mis au régime de la viande de boucherie depuis deux jours seulement. La quantité d'urine éliminée était de 40 onces le premier jour, de 42, le deuxième ; la densité était 1029 ; aucune trace de sucre. Il soumit son malade pen-dant deux jours au régime lacté.

	Quantité de lait.	Densité des urines.	Quantité des urines.	Poids du sucre.
Premier jour. . .	88 onces.	1024	45,5 onces.	67 grains.
Deuxième jour. .	99 —	1012	69	23 —

A une période plus avancée de la maladie, le régime animal, même strictement observé, n'empêchait plus le

(1) *Bouchardat*, Étiologie de la glycosurie. (Revue des cours scien-tifiques, 1868-69, p. 74.)
(2) Loco citato.

sucre de passer dans l'urine ; on remit le malade à l'usage du lait.

	Quantité de lait.	Densité des urines.	Quantité des urines.	Poids du sucre.
Premier jour. . .	138 onces.	1031	64 onces.	854 grains.
Deuxième jour. .	10 —·	1028	34,5	414 —

Avec le régime animal, le malade ne rendait que 280 grains de sucre environ.

On voit que ces résultats sont assez nets pour que l'on doive interdire l'usage du lait aux diabétiques. Il faut pourtant ajouter, que dans des expériences comparées sur le régime le mieux approprié au diabète, M. Smart (1), d'Edimbourg, put constater que pendant la diète lactée, le sucre disparut progressivement de l'urine, comme pendant le régime exclusif d'œufs. M. Smart ajoute lui-même que ce n'est pas un résultat concluant, car il ne put astreindre pendant un temps suffisant ses malades à un régime lacté exclusif.

Chlorure de sodium. — Le chlorure de sodium ne doit pas être rangé parmi les médicaments, c'est un aliment indispensable à l'homme bien portant. On peut le considérer comme un des principes constituants de l'économie. La quantité de ce sel contenu dans le sang est à peu près de 50 à 60 centièmes du poids total des cendres. Il semble qu'il entre dans la constitution de l'économie dans une proportion définie. Les expériences ont montré que la quantité de chlorure de sodium ingérée fait à peine varier la proportion de ce sel dans le sang. Les expériences de de Blainville (2), Liebig (3), Dailly (4), Bous-

(1) *Smart d'Édimbourg*, Annali universali di medicina, 1864. Analyse Dictionnaire de Garnier, p. 126.

(2) *De Blainville*, Cours de physiologie générale et comparée, t. III.

(3) *Liebig*, Nouvelles lettres sur la chimie, p. 184.

(4) *Dailly*, Comptes rendus de l'Académie des sciences, 8 mars et 12 avril 1847.

singault (1), Barbier (2), ont montré qu'il joue dans les phénomènes de la nutrition un rôle considérable, et que sa suppression, ou une notable diminution de ce principe, finit par amener une altération grave de la santé.

Or, nous savons que les diabétiques perdent dans leurs urines une quantité de chlorure de sodium très-supérieure à la proportion normale. Il y a donc lieu d'augmenter la quantité de sel qui entre dans leur alimentation.

M. Bouchardat (3) prétend avoir souvent constaté les bons effets de cette pratique.

C'est peut-être en s'appuyant sur quelques résultats favorables constatés chez des diabétiques, sous l'influence d'une alimentation riche en chlorure de sodium, que Martin Solon (4) a voulu placer le sel au rang des médicaments du diabète. D'après lui, l'addition du chlorure de sodium permettrait l'usage du pain ordinaire dans une certaine proportion.

Les résultats obtenus par cette médication n'ont pas répondu à ce que l'on attendait. MM. Contour (5) et Martin Solon ont publié quelques observations desquelles il résulte que le chlorure de sodium amène une période d'amélioration dans la santé générale, mais le sucre persiste dans les urines. Le chlorure de sodium est donc un aliment et non un médicament.

(1) *Boussingault*, Mémoires de chimie agricole et de physiol., 1854, p. 263 et suiv.

(2) *Barbier* raconte que des seigneurs russes ayant fait supprimer le sel dans l'alimentation de leurs vassaux, ceux-ci tombèrent dans un état de faiblesse extrême, avec pâleur de la peau, œdème des membres, albuminurie. (Gaz. méd. Paris, 1838, p. 301.)

(3) *Bouchardat*, Du diabète sucré. (Mémoires de l'Académie de médecine, 1851, p. 122.)

(4) *Martin Solon*, Bulletin de thérapeutique, vol. XXV, p. 216.

(5) *Contour*, Thèse de Paris, 1844, p. 95 et suiv.

Il est assez singulier que chez le diabétique, une déperdition de chlorure de sodium assez considérable persiste, alors même que l'alimentation n'en contient pas.
Bidder et Schmidt ont montré, en effet, que dans l'inanition le chlorure de sodium disparait des urines, mais
qu'il en reste dans l'économie une quantité qui semble
indispensable. Ils expliquent ce fait en invoquant cette
loi de Bezold: que chez les vertébrés, la quantité des
alcalis fixes est dans un rapport constant avec le poids du
corps. Von Marck (1) accepte cette interprétation, et rend
compte de l'exception signalée dans le diabète, à la loi
de Bezold, en faisant remarquer que l'affinité entre le
sel marin et le sucre est telle que tous deux cristal-
lisent ensemble. Pour lui, le sucre entraînerait le sel
marin en vertu de ses affinités chimiques.

Quelle que soit la valeur de cette interprétation, il reste
un fait acquis, c'est la déperdition anomale du sel marin
par les urines et la nécessité de fournir à son renouvel-
lement dans l'économie.

Sucre. — Nous avons montré plus haut que l'alimentation exclusive par le sucre suffisait pour donner naissance à des accidents graves; MM. Griesinger, Romberg,
Girard, Becquerel, Durand-Fardel ont signalé la fréquence du diabète chez les confiseurs et les individus
qui, employés à la fabrication du sucre, avouaient qu'ils
en faisaient une consommation excessive. Aussi, est-il
naturel de considérer le sucre comme devant être supprimé de l'alimentation des diabétiques.

M. Piorry (2) a pourtant eu l'idée d'alimenter ses malades avec du sucre et de faire de ce régime une nouvelle
médication du diabète. La théorie qui l'a conduit à cette

(1) *Von Marck*, Henle et Meissner. Bericht, p. 359, 1860.
(2) *Piorry*, Académie des sciences, 19 janvier 1857.

pratique singulière peut se résumer ainsi. Les diabétiques perdent chaque jour par les urines une quantité de sucre considérable; il est illogique de leur supprimer un aliment indispensable à la nutrition, il faut leur fournir les moyens de réparer leurs pertes.

Ce traitement, qui avait été déjà proposé en 1829, par Chevalier, a eu la bonne fortune de provoquer de nombreuses publications destinées à vanter ses heureux effets. M. Jordao (1) l'expérimente dans le service de M. Fuster, à Montpellier, et trouve que le sucre calme la soif; M. Budd (2) et M. Burressi (3) publient chacun deux observations d'amélioration par ce régime; M. Rigodin (4) rapporte un cas de guérison.

Mais les revers ne manquèrent pas à cette nouvelle médication. Griesinger (5), Williams (6), Smart (7), en constatent les effets déplorables. Pavy (8), après avoir rapporté trois observations du docteur Sloane (9), dit : « D'après ce que je sais de cette maladie., je ne serais pas excusable d'essayer ce médicament. »

Pour remplacer le sucre, on avait conseillé d'employer la glycérine. Cette substance n'appartient pas au groupe des hydro-carbonés, puisque sa formule chimique est $C^6 H^8 O^6$, on ne la croyait pas susceptible d'augmenter la quantité de sucre rendu par les urines. M. Pavy (10) s'est assuré par des expériences directes que son emploi ame-

(1) *Jordao*, Thèse de Paris, 1857.
(2) *Budd*, Gaz. hebd., t. V, p. 644, 1858.
(3) *Burressi*, Gazette des hôpitaux, 1861.
(4) *Rigodin*, Gaz. hebd., t. X, p. 65, 1863.
(5) *Griesinger*, loco citato.
(6) *Williams*, Gaz. hebd., t. V, p. 54, 1858.
(7) *Smart* d'Edimbourg, Union médicale, n° 42, 1864.
(8) *Pavy*, On Diabetes. London, 1869.
(9) *Sloane*, British medical journal, mai 1858.
(10) *Pavy*, On Diabetes. London, 1869, p. 258.

naît toujours une augmentation de la glycosurie, et il conseille d'en rejeter l'usage.

Résumons d'une façon générale les règles de l'alimentation que nous croyons utile aux diabétiques. Il est mauvais de laisser prendre aux malades une trop grande quantité de féculents, car les déperditions sont trop grandes chez eux sous l'influence de ce régime alimentaire. Il serait de la plus grande importance de les nourrir avec des substances qui ne puissent se transformer en sucre. Or, nous savons que les diabétiques rendent du sucre malgré l'emploi d'un régime exclusivement azoté; nous ne pouvons donc partager l'enthousiasme de Chambers (1) pour ce traitement exclusif. Pour lui, « il faut accoutumer graduellement le malade à vivre entièrement de viande, ou au moins d'aliments albumineux ou gélatineux. Cela ne semble pas une grosse difficulté : les Esquimaux à la constitution de fer se nourrissent ainsi, il en est de même des robustes sauvages des Pampas, avec une carte de mets certainement moins variée en viandes que ne le comporte l'élevage dans nos prairies européennes. » Je crois que c'est faire un effort d'imagination un peu trop grand que de comparer le diabétique à un sauvage des Pampas. D'ailleurs, dans un langage non moins coloré que celui de Chambers, le Révérend docteur S. Haughton (2) indique parfaitement ce qui se passe chez un diabétique à qui on supprime les aliments combustibles. « Le diabétique, dit-il, ressemble alors à un steamboat naviguant sur le Mississipi, dont la provision

(1) *Chambers*, Lectures chiefly clinical, 4ᵉ édit., 1865. Leçon 38, *Diabète*.
(2) On the relation of food to work done in the body, by Rev. Dʳ S. Haughton. (Med. Times and Gaz., august 22, 1868, p. 203.).

de charbon est épuisée, et dont la cargaison ne fournit rien de mieux que des jambons maigres à jeter dans le fourneau pour entretenir la marche. Il ne faut donc pas s'étonner si notre pauvre malade, dans des conditions si désavantageuses, périclite nécessairement. »

En somme, le grand point est de nourrir le diabétique. Pour cela, il ne faut pas établir un régime intolérable, il faut concilier, dans les limites du possible, l'hygiène alimentaire et le goût du malade. Avant tout, il faut qu'il ne perde pas en poids. C'est par là que l'on jugera de la valeur du régime institué, et le procédé de vérification journalière est la pesée. C'est un moyen sur lequel insiste M. Bouchardat, et que l'on ne saurait trop recommander.

Pour nous résumer, ce n'est pas tant dans la quantité de sucre éliminé qu'il faut chercher les indications du régime alimentaire, que dans les variations de poids du malade, indiquant l'état de sa nutrition.

2° PRÉSURE. — PEPSINE. — LEVURE DE BIÈRE.

C'est sous l'influence d'une même idée que les médecins ont prescrit soit la pepsine, soit la levûre de bière; nous réunissons leur critique dans une même étude.

Voilà la théorie telle que l'a exposée Bird Herepath (1) :

« Dans l'état normal, il est probable que la fécule, quoique convertie d'abord par la salive en glycose, se change ultérieurement dans l'estomac en acides lactique

_____

(1) *Bird Herepath.* Association med. journal, avril 1854. Analyse Gaz. hebd., vol. I, 1854, p. 578.

et acétique. La source principale de l'acide lactique du suc gastrique réside dans la fécule des aliments.

Dans le diabète, les transformations ordinaires de la fécule s'arrêtent à l'état de glycose, substance diurétique morbide ; cette substance semble impropre à toute transformation ultérieure dans le torrent de la circulation. Elle ne sert ni à la formation de la graisse ni à la respiration, et elle est éliminée par les urines. »

Cette théorie ne tient compte encore que de la glycosurie amylacée et laisse de côté la glycosurie qui persiste même après la privation des féculents. Si l'expérience la justifiait, il serait possible d'adjoindre au régime azoté une partie plus ou moins considérable de féculents que la pepsine ou la levûre transformerait dans l'estomac.

En 1852, M. Gray (1) publia deux observations suivies de guérison, l'une en un mois, l'autre en quinze jours, par l'emploi de la présure. Le rédacteur du journal ajoute à cette relation qu'il a lui-même essayé la présure et qu'il n'a pas obtenu de résultat heureux. David Nelson (2) revient sur la question en 1855 et publie des observations en faveur de ce traitement.

Dans une critique d'ensemble, Griesinger cite les cas favorables que nous venons de rapporter, et en ajoute un autre dû à Iversen (3). Dans ce dernier, il y avait eu simplement amélioration. Mais, d'après ses observations et d'après des essais qui ont été faits par Ott, Griesinger dit qu'il n'a jamais vu aucun effet avantageux produit

---

(1) *Gray*, Monthly journal of medical science, 1852. Analyse Archives de médecine, V⁰ série, 1853, vol. II, p. 104.

(2) *David Nelson*, On liquor pepticus. The Lancet, 1855, vol. I, p. 60. — 1856, vol. I, p. 472, 494, 644, etc.; vol. II, p. 60. — 1857, vol. I, p, 576; vol. II, p. 108.

(3) *Iversen*, Archiv. für genien. arbeiten.

par l'emploi de la pepsine dans le diabète ; il rapporte même deux cas où il y a eu augmentation de la glycosurie.

Ajoutons que dans les observations de Gray et de Nelson, il manque bien des renseignements, et que d'ailleurs eux-mêmes ne sont pas en droit d'attribuer la guérison à la présure, car leur thérapeutique était très-complexe. Ils ont donné, en effet, simultanément du phosphate de soude, des amers, des narcotiques, du petit lait, du mercure, etc.

Pavy (1), Snow (2), Bennett, Richter disent avoir employé la pepsine sans succès.

On est donc autorisé à admettre que la pepsine ne possède aucune action favorable directe sur la glycosurie. Il est possible cependant, que dans des cas spéciaux, il y ait indication de la prescrire, pour remédier aux accidents dyspeptiques si fréquents chez les diabétiques ; mais nous ne trouvons là rien de spécial au diabète.

Désirant également transformer dans l'estomac les féculents en produits plus avancés que la glycose, M. Bird Herepath (3) chercha le ferment le plus actif sur la fécule. Il choisit la levûre de bière.

« Il est des ferments, dit-il, qui font subir au glycose les métamorphoses ultérieures, acides lactique et acétique. Si le *torula cerevisiæ* ou levûre de bière résiste comme la sarcine à l'action des sucs gastriques, on peut présumer qu'il pourra faire subir à la fécule, dans l'estomac, les transformations qu'elle subit habituellement. »

Le premier diabétique à qui l'auteur prescrivit la levûre de bière ordinaire, éprouva une rapide améliora-

(1) *On Diabetes*, loco citato.

(2) *Snow*, Lancet, 1855, vol. I.

(3) *Bird Herepath*. Association med. journal, avril 1854. Analyse Gazette hebd., vol. I, 1854, p. 578.

tion. La densité de l'urine tomba de 1044 à 1020 en deux jours, le sucre diminua dans le même temps de 850 grains par litre à 300. Au bout de six semaines le sucre disparut de l'urine. Le malade prenait deux ou trois fois par jour une cuillerée à bouche de levûre dans du lait. D'après Bird Herepath, les produits de fermentation ne doivent pas être de l'acide carbonique et de l'alcool, parce que l'action chimique se fait en dehors de la lumière.

La même année Wood publia une observation dans laquelle la levûre de bière semble avoir été suivie d'un heureux résultat.

Griesinger dit l'avoir employée sans succès et il note qu'il n'a pas observé chez ses malades de symptômes qui puissent faire croire à une intoxication alcoolique. Quelques médecins avaient cru, en effet, observer des signes non douteux d'ivresse chez les diabétiques soumis à l'action de la levûre de bière.

Ainsi, en 1856, M. Baudrimont (1) avait communiqué à l'Académie des sciences une observation très-curieuse. Il essaya la levûre de bière chez un jeune garçon de onze ans, diabétique, et traité sans succès depuis deux mois par la médication alcaline. Le malade prit successivement 0 gr. 20, puis 0 gr. 50 de levûre de bière les deux jours suivants. Au bout de douze jours, en augmentant progressivement, il en prenait 5 grammes en deux fois dans les 24 heures. Dès le cinquième jour il survint des signes manifestes d'ivresse. Le petit malade était boudeur, tapageur, il frappait ses camarades. Plusieurs fois on crut apercevoir de la titubation dans sa démarche. Les urines contenaient toujours 81 gr. de glycose par litre. Il n'y avait pas eu de changement bien net. Après ces douze jours le malade fut pris d'une grave

(1) *Baudrimont*, Bulletin de thérapeutique, année 1856, vol. L, p. 232.

indisposition et mourut 4 jours après d'un épanchement au cerveau.

Est-ce la levûre de bière qui a provoqué cet accident? Nous n'en savons rien. Et nous ne pouvons rien conclure de cette observation trop incomplète.

Alors que j'étais interne du docteur Aran en 1861, M. Lasègue, médecin dans le même hôpital, traita par la levûre de bière un diabétique âgé de 25 à 30 ans. Je ne saurais me rappeler les détails d'une observation que j'ai connue plutôt par ouï-dire que par un examen direct, mais je me souviens parfaitement que subitement le malade fut pris d'accidents graves, mourut, et qu'à l'autopsie on trouva des phlegmons suppurés multiples des avant-bras, de la fosse iliaque, etc.

Faut-il accuser également la levûre de bière de ces accidents? Dans une maladie telle que le diabète où le phlegmon est un accident très-grave sinon très-commun, il est prudent de ne pas rapporter à la médication ce qui est peut-être le fait de la maladie.

M. Pavy ne paraît avoir eu connaissance que des expériences de Mac Gregor (1) publiées en 1837. Il rapporte d'après lui que la présure est un médicament qu'on ne saurait continuer longtemps, parce qu'il provoque dans l'estomac la formation exagérée de gaz et que, selon la propre expression des malades, ils croient qu'ils vont éclater.

Je ne pense pas que dans l'état actuel de nos connaissances le traitement par la levûre de bière soit un moyen recommandable.

(1) *Mac Gregor*, Med. Gaz., may 1837, p. 272.

3° ARSENIC.

Les débuts de l'arsenic dans la thérapeutique du diabète ne furent pas heureux. Berndt (1), professeur à Greifwald, raconte qu'ayant eu à soigner huit diabétiques, il en traita sept par l'arsenic, l'opium et l'émétique, et qu'ils moururent tous. Puis il traita le huitième par la créosote, et le malade guérit.

Si de nouveaux essais ont succédé à celui-ci, il est probable qu'ils ne donnèrent pas de résultats plus favorables car nous ne trouvons publiée qu'une observation rapportée par M. Owen Rees (2). L'arsenic aurait produit un bon résultat chez un diabétique que les autres moyens ordinairement employés n'avaient pas réussi à améliorer.

M. Trousseau, paraît-il, aurait prescrit empiriquement à quelques diabétiques des solutions arsenicales, et les résultats ne parurent pas trop défavorables.

La physiologie nous a pourtant appris sur l'action de l'arsenic des particularités intéressantes. M. Saikowsky (3) a observé qu'à une certaine période de l'empoisonnement par l'acide arsénieux, quand l'animal en expérience paraît encore plein de santé, la substance glycogène disparaît sans laisser de traces. Dans ces conditions, après la piqûre du quatrième ventricule, on ne trouve plus dans l'urine qu'une quantité de sucre à peine notable.

On sait que l'empoisonnement par le curare ou la curarine provoque une glycosurie. M. Saikowsky empoisonna des lapins avec ces substances, puis, quand les

(1) *Berndt*, Hufeland's journal, février 1834.

(2) *Owen Rees*, The Lancet, 1864, vol. II, p. 436.

(3) *Saikowsky*, Centralblats. Analyse. (Mouvement médical, 1866, p. 20.)

symptômes devenaient menaçants, il plaçait une forte ligature au-dessus du point d'injection ; dès que les animaux reprenaient leur agilité, il relâchait la ligature. Il put maintenir ainsi les animaux six à huit heures sous l'influence du curare sans recourir à la respiration artificielle. Dix ou quinze minutes après l'injection de curarine, les lapins devenaient fortement diabétiques. Les animaux qui devaient prendre de l'arsenic furent soumis à cette intoxication deux ou trois jours de suite, puis M. Saïkowsky leur donna l'arsenic à petites doses pendant trois ou quatre jours en continuant l'usage de la curarine. Quelle que fût l'intensité des accidents toxiques, aucun de ces animaux ne restait diabétique. Le foie ne renfermait plus trace de substance glycogène.

Ces expériences, dont M. Kühne, d'Amsterdam, m'avait confirmé les résultats, et d'autre part l'action connue de l'arsenic sur l'élimination de l'urée, m'engagèrent à tenter de nouveau l'emploi de l'arsenic dans le diabète. Deux de mes maîtres et amis, MM. Lailler et Siredey, voulurent bien essayer chacun sur un diabétique alors dans leur service.

Voici les résultats obtenus : la malade de M. Lailler avait un diabète et un psoriasis pour lesquels on la traitait depuis un mois.

Le 3 octobre la malade pesait 43 kilogr. 500 gr. Elle urinait huit litres par jour. Chaque litre contenait 68 gr. de sucre. L'arséniate de soude, dans une solution, fut porté de 0 gr. 004 à 0 gr. 008. Mais le 27 octobre la face de la malade est bouffie, les jambes sont enflées. Il n'y a pas d'albumine dans les urines. Il existe une stomatite assez prononcée. Il s'est fait une nouvelle poussée de psoriasis guttata. On supprime l'arséniate de soude. Les urines contiennent toujours 66 gr. de sucre par litre.

Le malade de M. Siredey avait le **24** août **29** gr. **70** de sucre par litre. On le met au traitement par la liqueur de Fowler; quatre jours après les urines contenaient **60** gr. de sucre par litre. Le **14** octobre, au moment de sa sortie et malgré l'exactitude avec laquelle le malade avait suivi le traitement arsenical, il avait **81** gr. de sucre par litre.

Ces résultats n'étaient pas de nature à m'encourager à de nouveaux essais.

Cependant, comme il est toujours facile de surveiller l'emploi de la médication arsenicale et de s'arrêter en présence d'un accroissement dans la proportion du sucre ou de quelque autre accident, je crois que de nouvelles recherches pourraient être tentées. Peut-être y a-t-il certaines formes de diabète dans lesquelles la cause de la glycosurie siégerait dans le foie et qui, à l'exclusion de toutes les autres formes, seraient heureusement modifiées par la médication arsenicale.

2ᵉ CLASSE.

MÉDICATIONS DESTINÉES A EMPÊCHER LA FORMATION
DU SUCRE SOUS L'INFLUENCE D'UN TROUBLE DE
L'INNERVATION.

**Formes nerveuses du diabète. — Révulsifs. —
Opium. — Bromure de potassium. — Valériane.
— Électrisation. — Hydrothérapie.**

On a vu plus haut que les expériences physiologiques
démontrent que des lésions du système nerveux peuvent
faire naître le diabète; que des lésions ou des excitations
des nerfs périphériques peuvent avoir le même résultat.
Pavy a prouvé que le grand sympathique exerce une influence considérable sur la glycogénie; enfin, Schiff a
insisté sur l'importance des troubles de la circulation
dans la production du diabète.

La clinique nous montre également qu'une place considérable doit être réservée à la glycosurie de cause nerveuse. Elle nous apprend, en effet, que des lésions du
système nerveux central, des désordres et des excitations
du système nerveux périphérique, de simples émotions
morales vives ou prolongées suffisent pour amener le
diabète.

De là trois variétés étiologiques qui doivent préoccu-
per le médecin dans la médication à instituer.

Des lésions des centres nerveux matérielles, traumatiques ou autres, peuvent produire le diabète. L'influence

des lésions traumatiques a été établie par Goolden (1).
Plagge (2), Fritz (3), Griesinger (4), Todd (5), Bauchet (6), Dechambre (7), Fischer (8), Klée (9), etc.

Ce diabète peut survenir sans avoir été précédé d'aucun trouble appréciable des fonctions du cerveau, mais, dans la majorité des cas, on a observé, avant son invasion lente ou subite, les symptômes de la commotion cérébrale ; toutefois, l'existence du diabète n'a pas semblé aggraver les accidents dépendant du traumatisme. Le plus souvent le diabète a disparu après une durée de huit, dix, quinze mois ; pourtant la mort par cachexie diabétique est survenue dans quelques cas.

Certaines lésions non traumatiques des centres nerveux produisent également le diabète. Les deux observations d'Ulrich (10), celles de MM. Luys (11), Martineau (12), Parkes (13), Barlow, Gull, Pavy (14) ; enfin, un cas qui m'a été communiqué par M. Kalindero (15)

(1) *Goolden*, On diabetes and its relations to brain affections, 1854, and Pathology of diabetes, 1854.

(2) *Plagge*, Bull. thérap., 1856, vol. LV, p. 37. Extrait Med. stati sardi, mai.

(3) *Fritz*, Diabète dans ses rapports avec les maladies cérébrales, 1859, Gaz. hebd., t. VI, p. 264, 294, 344, 374.

(4) *Griesinger*, loco citato. Sur 225 cas de diabète relevés par l'auteur, 20 étaient traumatiques.

(5) *Todd*, Medical Times and Gazette, 1859.

(6) *Bauchet*, Des lésions traumatiques de l'encéphale. Thèse d'agrégation, 1860, p. 189.

(7) *Dechambre*, Gaz. hebd., t. VII, p. 66, 1860.

(8) *Fischer*, 1862, Arch. gén. méd., Ve série, vol. XX, p.257-413.

(9) *Klée*, Gaz. méd. de Strasbourg, 21 nov. 1863 et avril 1864.

(10) *Ulrich*, Gaz. hebd., t. VI, p. 732 (1859).

(11) *Luys*, Soc. Biol., 1860, IIIe série, vol. 2, p. 29.

(12) *Martineau*, Gaz. hebd., t. VIII, p. 715 (1861).

(13) *Parkes*, Dublin Medical Press., 1860.

(14) *Pavy*, On Diabetes, 1869, *passim*.

(15) *Kalindero*, Service de M. Broca, Saint-Antoine, 16 février 1865. Diabète primitif. Début inconnu. Amaigrissement considérable. Ce ma

et que je résume en note, mettent le fait hors de doute. Ces observations montrent de plus qu'il n'est pas nécessaire que les lésions occupent le quatrième ventricule ; elles paraissent porter le plus souvent sur les renflements postérieurs du cerveau ou sur la moelle allongée ; mais il est très-probable qu'elles peuvent se rencontrer sur des points très-variés de l'encéphale, et même à la partie supérieure de la moelle épinière.

Dans ces cas, la thérapeutique tirera ses indications de la nature de la maladie plus que de la présence du sucre dans l'urine. C'est ainsi que M. Leudet (1), dans un cas de diabète accompagné de phénomènes qui semblaient indiquer l'existence d'une tumeur cérébrale, guérit la malade par l'emploi de l'iodure de potassium.

Les lésions ou les excitations des nerfs périphériques peuvent également déterminer le diabète ; mais ces cas sont, en général, moins nettement établis. Cependant M. Nyman (2) rapporte qu'à l'autopsie d'un gentleman, mort diabétique, il a trouvé sur le trajet du pneumogas-

---

lade entre à l'hôpital pour un anthrax énorme qui occupe la région dorsale droite. Erysipèle adynamique ; mort le 1er mars. Il existait une grande quantité de sucre dans les urines.

On trouva, à l'autopsie, des altérations athéromateuses des artères, une oblitération de la cérébelleuse postérieure et inférieure droite ; un ramollissement de la partie inférieure du lobe du cervelet droit ; deux petits kystes dans les plexus choroïdes du quatrième ventricule. Celui-ci paraît normal ; toutefois, sur la ligne médiane du plancher, on trouve, immédiatement au-dessus de l'origine de la huitième paire, une dépression elliptique en forme d'U ; il y a une véritable perte de substance entourée par des vaisseaux injectés. Il y a, de plus, oblitération par un caillot fibrineux de l'artère de Sylvius, un ramollissement superficiel du lobe pariétal et du lobe occipital, etc.

(1) *Leudet*, 1857, Archives générales de médecine, Ve série, vol. IX. p. 502.

(2) *Nyman*, 1857, Dublin Hospital Gazette, n° 14.

trique droit, au-dessous de la bifurcation des bronches, une petite masse calcaire grosse comme une noisette; elle semblait manifestement avoir comprimé le nerf. Il ajoute, circonstance bien bizarre, que c'était la troisième fois qu'il rencontrait une semblable lésion. M. V. Düben (1) a donné une observation analogue. Ce que nous savons de la pathogénie du diabète nous permet de supposer que la lésion nerveuse n'a eu qu'une action indirecte, probablement de nature réflexe. On a cité des cas de glycosurie à la suite d'une contusion ayant porté sur la périphérie du corps, sans que le traumatisme cérébral ait pu être invoqué : ainsi, une chute sur la région sacrée (Golding Bird.) M. Gibb affirme qu'elle s'est produite parfois à la suite de lésions traumatiques des nerfs. Thomson a observé la glycosurie chez une jeune dame, pendant toute la durée d'une névralgie faciale ; la glycosurie cessa aussitôt que la névralgie eut cédé après l'application d'un vésicatoire. Goolden rapporte aussi l'histoire d'une jeune fille de treize ans qui souffrait d'une névralgie intense et qui présentait tous les symptômes du diabète. Ces divers accidents cessèrent après l'application d'un vésicatoire à la nuque. Ce sont là des faits qui rentrent dans la classe des phénomènes réflexes (2).

En 1849 déjà, Devay avait publié un cas de diabète guéri par l'expulsion d'un ténia (3). Ce cas peut encore être considéré comme un diabète de cause réflexe. Mais ne serait-ce pas abuser de cette explication physiologique que de considérer comme des diabètes par action réflexe ceux qui céderaient à une médication anti-dyspeptique ?

(1) *Düben*, Transactions of the swedish Society of physicians, 1854-1855, et Canstatt's Jahresbericht, 1857, t. IV, p. 238.
(2) *Fritz*, 1859, Gazette hebd., vol. VI, p. 345.
(3) *Devay*, 1849, Revue médico-chirurgicale, 1849.

Les influences morales ont également paru agir d'une façon évidente. Nous devons à l'obligeance de deux de nos amis, médecins à Paris, tous deux diabétiques, de pouvoir rapporter leurs observations personnelles. Chez tous deux le diabète a succédé à de vives impressions morales (1). Bien d'autres observations analogues sont enregistrées dans la science (2).

Ces diabètes de cause nerveuse ont des caractères très-variables. Considérés par les uns comme aussi graves que les diabètes vrais, pour d'autres, ils ne seraient que des glycosuries. Ces cas méritent d'occuper une place à part, mais ils échappent à toute description d'ensemble. On les voit cesser sous l'influence de simples impressions nerveuses, d'un changement de climat (3); ils peuvent alterner avec la polyurie simple. C'est peut-être quel-

(1) M. le docteur H., en mai 1863, à la suite de causes morales, devient polyurique (cinq litres d'urine environ par vingt-quatre heures), polydipsique, perd l'appétit, les forces, le sommeil. Il est pris d'une dyspepsie à forme gastralgique. M. H. va aux eaux d'Ems ; dès le premier verre pris à la source de Kranchen, les maux d'estomac cessent. Tous les troubles de la santé disparaissent. Au retour d'Ems, M. H. fait un séjour à Ostende, et revient à Paris en bonne santé. L'année suivante, les chaleurs ramènent les accidents, la glycosurie est reconnue (70 gr. de sucre par litre, 5 litres d'urine en vingt-quatre heures). Nouveau séjour à Ems, même amélioration. Au mois de janvier 1865, les urines ne contiennent plus que 2 gr.,25 de sucre par litre. L'été fait de nouveau revenir les accidents (54 gr. de sucre par litre). Même amélioration sous l'influence des eaux d'Ems, la bonne santé persiste pendant l'hiver. Depuis lors, chaque été ramène les mêmes accidents, et il suffit que M. H. aille au bord de la mer, à Dieppe, pour que les accidents cessent dès les premiers jours, et pour que le sucre disparaisse presque complétement.

Nous résumerons l'observation du docteur M. à l'occasion du traitement par l'exercice musculaire.

(2) *Oppolzer*, Frayeur. — *Bouchut*, Travaux intellectuels excessifs.

(3) Un client de M. Mialhe, le général X., est diabétique ; ce malade est obligé d'aller souvent à Marseille pour ses intérêts ; aussitôt qu'il

ques-uns de ces diabètes que Bence Jones (1) a décrits sous le nom de *diabètes intermittents*.

La multiplicité des causes qui donnent naissance au diabète nerveux ne doit pas nous étonner, si nous songeons que les physiologistes ont montré que la lésion des diverses régions du cerveau, que l'irritation de différents points de la longueur du pneumogastrique et que les lésions du grand sympathique peuvent provoquer la glycosurie.

Du reste, si l'on analyse avec M. Cl. Bernard le mécanisme des lésions nerveuses dans leur action sur le foie, on reconnaît que c'est par la moelle épinière et les nerfs vaso-moteurs que cette action s'est transmise à la glande hépatique, et qu'en définitive, l'action portée, soit sur le pneumogastrique, soit sur l'encéphale, n'a été que l'irritation primitive à laquelle a succédé l'effet vaso-moteur.

Atténuer cette irritation initiale, ou combattre ses effets ultimes du côté des nerfs vasculaires, telles sont les indications thérapeutiques auxquelles conduit la physiologie.

A travers la complexité apparente des médications employées contre cette forme du diabète, il est facile de saisir la simplicité de l'idée qui les inspire. Dans les cas où les symptômes concomitants du diabète permettent de diagnostiquer une lésion matérielle du pneumogastrique ou des centres nerveux, la médication doit combattre

y est, la polyurie cesse, et la quantité de sucre dans les urines diminue de plus de moitié.

Il est impossible de raconter ces faits sans se souvenir des bizarreries que présentent l'asthme et quelques autres maladies nerveuses.

(1) *Bence Jones*, London medico-chirurgical Transactions, vol. XXVI, 1853.

directement cette lésion ou du moins tendre à calmer l'irritation qui en est la conséquence; et si la cause irritante échappe au médecin, il lui reste la ressource d'attaquer directement, par des moyens appropriés, la dilatation vasculaire consécutive.

Tel est le point de vue qui m'a guidé dans le classement de ces médications, au premier abord assez hétérogènes, mais qui se relient entre elles à cause de leur action terminale sur la circulation hépatique.

Les diverses médications qui s'adressent au diabète nerveux peuvent donc se diviser en médications dont l'action s'adresse directement au système nerveux central, et celles dont le but est d'agir sur le système vaso-moteur. Il est bon d'ajouter que cette division est loin d'être absolue, qu'il est difficile d'admettre que les médicaments agissent sur les centres nerveux sans avoir d'influence sur les nerfs vasculaires, et, d'autre part, les médicaments n'ont pas une action sur les petits vaisseaux, sans que celle-ci retentisse sur la circulation des centres nerveux.

Les médications dont l'influence sur le système nerveux est directe comprennent surtout les moyens révulsifs.

Le *séton* a donné un beau succès à M. Buttura (1). Le malade, diabétique depuis plusieurs années, était arrivé à la période cachectique, lorsque M. Buttura le vit, à la fin de 1862. Il rendait douze à quinze litres d'urine dans les vingt-quatre heures. Les urines contenaient une notable quantité de sucre. Le malade fut soumis à l'eau de Vichy, aux toniques, au traitement de Bouchardat, etc., mais inutilement. La quantité d'urine avait diminué,

(1) *Buttura,* Gaz. des hôpitaux, 1865, p. 303.

mais les forces ne revenaient pas. Après huit mois,
M. Buttura appliqua un large séton à la nuque. Le sucre
diminua peu à peu, les forces revinrent. Trois mois
après, le malade travaillait ; au bout de six mois, il n'y
avait plus trace de sucre. Cet homme reprit ses occupations ; et, au moment où l'observation fut publiée, la
guérison se maintenait, bien que le séton fût supprimé
depuis huit mois.

J'ai reproduit ce fait avec quelques détails, parce qu'au
moment où il fut publié il produisit une vive sensation.
La physiologie expérimentale avait le droit de revendi-
quer ce succès avec un certain orgueil. Depuis lors je
ne sache pas qu'on ait rapporté aucun fait analogue.

Le cautère ne paraît pas avoir été essayé dans des conditions thérapeutiques convenables. Kœchlin (1) a publié
un cas de diabète consécutif, d'après lui, à la cicatrisation d'un vésicatoire ; l'application d'un cautère sur la
cicatrice aurait suffi dans ce cas pour faire disparaître la
glycosurie. N'est-ce point une simple erreur d'interprétation ? Il y a des diabétiques dont la glycosurie cesse chaque
fois que s'établit une suppuration. M. Onimus a eu l'obligeance de me communiquer une observation de ce genre :
M. X..., diabétique depuis plusieurs années, a un abcès
froid dans la région sacrée. Chaque fois que l'abcès s'ou-
vre, le sucre disparaît des urines qui, ordinairement, contiennent 100, 120, 140 gr. de sucre dans les vingt-quatre
heures. Ces faits, que nous enregistrons, ne peuvent encore recevoir une explication véritablement scientifique.

Les *vésicatoires* ont été plus souvent employés, et dans
des conditions plus précises. Chez des malades atteints
de névralgies et de glycosurie, l'application d'un vésica-

(1) *Kœchlin*, Horn's, Nase's and Wagner's.

toire sur le point douloureux a suffi, d'après Thompson
et Goolden, pour guérir la névralgie et l'affection diabétique. Ces résultats sembleraient encourageants.

On peut cependant adresser à la médication révulsive,
et surtout aux vésicatoires, un reproche très-grave. On
sait avec quelle facilité se font les mortifications chez les
diabétiques. Or, toute plaie peut être le point de départ
de gangrènes, d'érysipèles de mauvaise nature, de phlegmons à marche rapide ; agir sur la peau par des moyens
révulsifs, c'est donc créer un véritable danger. Il ne
faut pas croire que les diabétiques, arrivés à la phase de
cachexie, soient seuls exposés aux gangrènes ; les malades qui conservent encore leur embonpoint le sont également. On peut donc dire, avec M. Jaccoud : ne mettez
jamais de vésicatoires à un diabétique.

M. Chapman (1) a appliqué au traitement du diabète
sucré une méthode qu'il paraît avoir essayée contre
toutes les maladies dont le point de départ lui semble
être dans la moelle épinière. Ce médecin a soigné deux
diabétiques par l'*application de glace sur la nuque et sur
le rachis ;* chez tous deux il serait survenu une amélioration très-notable, sans que Chapman ait adjoint aucun
moyen diététique à cette médication. En l'absence d'autres essais, et d'indications ultérieures sur ces deux
malades, il est bon de réserver son jugement.

M. Guitard (2) a proposé *les cautérisations au fer rouge
sur la région rachidienne.* Nous ne savons s'il les a es-
sayées.

Aux médications qui s'adressent directement à la lésion
des centres nerveux, il faut ajouter *la médication anti-*

(1) *Chapman*, Gaz. hebd., t. X, p. 774, 1863.
(2) *Guitard*, De la glycosurie, etc. Toulouse, 1856.

syphilitique. J'ai déjà cité une observation de diabète de cause syphilitique, suivi de guérison, due à M. Leudet. M. Agostinacchio de Spinazzola (1) avait déjà publié un cas analogue, mais dont le résultat définitif fut moins heureux.

Les médicaments qui portent leur action sur les centres nerveux sont surtout l'opium, la valériane, le camphre, le baume du Pérou, l'asa fœtida, le café.

La *valériane*, sous forme d'extrait, a été conseillée depuis fort longtemps; non pas en vertu de l'action spéciale qu'elle a sur le système nerveux, mais parce que l'expérience a montré que ce médicament est très-efficace pour combattre la polyurie, et on sait combien la polyurie et la polydipsie sont intimement liées à l'élimination du sucre. Dans l'ancienne médecine la polyurie insipide n'était même pas distinguée du diabète véritable; aussi ne devons-nous guère attacher d'importance aux prétendus cas de guérison que l'extrait de valériane aurait produits autrefois. Bien que nous ne considérions plus aujourd'hui la quantité des boissons éliminées comme le fait le plus important dans la glycosurie, la diminution de la polyurie, et par suite de la polydipsie, peut être quelquefois une indication essentielle. Des observations récentes de Trousseau (2), de M. Dumont-Pallier (3) et de M. Kalindero (4), prouvent que, sous ce rap-

(1) *Agostinacchio de Spinazzola*, Giornale delle scienze medica. Gaz. médicale, 1834.

(2) *Trousseau*, Bull. thérap., vol. LXIX, 1865, p. 183. (Amélioration du malade, mais il n'y a pas eu guérison.)

(3) M. Reverdin nous a communiqué une note sur un diabétique soigné par M. Dumont-Pallier, chez qui la quantité des urines descendait de 5 litres à 2 litres sous l'influence de la valériane, et remontait à 5 litres le jour même où on cessait le traitement.

(4) M. Kalindero m'a donné, sur un malade soigné par Bouley à Necker, des indications semblables.

port, la valériane a donné d'excellents résultats ; mais elle n'a eu d'action que sur un symptôme et non sur la maladie.

D'autres antispasmodiques ont donné dans le traitement du diabète des résultats analogues. Shee (1), Dzondi (2), Richter, le docteur Antonio de Luz Petta (3), ont vanté l'usage du *camphre*.

Le *baume du Pérou* à doses progressives de 40 gouttes à 5 cuillerées à thé a été conseillé par Van-Nes (4), etc.

Nous pourrions encore citer un certain nombre de médicaments empruntés au même groupe d'agents, l'asa fœtida, le musc, etc.; mais nous ne saurions en critiquer l'emploi, car nous n'avons sur eux aucun renseignement précis.

OPIUM.

De tout temps l'opium et ses diverses préparations ont été mis à contribution dans le traitement du diabète, et il est peu de moyens sur lesquels les médecins aient montré plus d'accord. Aëtius l'a recommandé, Willis, Vet, Creutzwisser (5) en firent grand cas, mais les médecins italiens et anglais étendirent tellement son usage, que nous verrons, dans ces derniers temps, Anstie protester contre l'exagération de cette méthode. Monez donnait jusqu'à 1,20 d'opium dans les vingt-quatre heures et Tomasini allait jusqu'à 3 grammes dans le même espace de temps. En Angleterre, Rollo associait les narcotiques

(1) Duncan's Annal of med., 4706.
(2) De signis ad illust. diab. naturam. Halæ, 1830.
(3) *Jordao*, Thèse de Paris, 1857, p. 84.
(4) *Van-Nes*, Annali d'Omodei, t. CXIII, 1845, p. 652.
(5) Dissertatio de cogn. et cur. diabete. Halle, 1794.

à son traitement, et les médecins qui le suivirent imitè-
rent son exemple : tels sont Prout, Darwin, Bardsley,
Marsh. Récemment plusieurs médecins l'ont employé et
ont cherché à donner une explication des effets obtenus
qui sont les suivants : diminution de la soif et de la faim,
diminution de la quantité d'urine. Dans les cas où l'on
veut obtenir ces résultats heureux, il faut donner l'opium
dès le début à dose convenable, et en augmenter la dose
que l'on peut porter à 60 ou 80 centigrammes dès qu'on
a obtenu l'accoutumance. Chez les diabétiques, on a en
effet observé que l'opium était merveilleusement toléré
et que l'on pouvait en administrer des quantités relativement considérables sans produire aucun narcotisme.

Les opiacés, dit M. Bouchardat (1), ont une incontestable utilité dans le traitement du diabète ; il est certain
que l'opium, administré méthodiquement dans le diabète,
a pour effet de diminuer l'appétit, la soif, la quantité
d'urine et de rétablir la transpiration cutanée ; mais l'urine-
quoique moindre en quantité, est toujours diabétique,
les forces ne reviennent pas et le soulagement n'est qu'ap,
parent. Elliotson, qui l'a beaucoup employé, n'a jamais
guéri un seul diabétique.

L'opium n'est donc qu'un agent qui modère les accidents du diabète. La dose ne doit pas dépasser 50 centigrammes suivant Elliotson, et il ne faut pas la porter à
3 grammes comme Tomasini (2).

Employés isolément, les opiacés ne sont pas des curatifs, mais ils peuvent venir efficacement en aide aux
moyens qui ont pour but de ramener l'urine à sa quantité
et à sa composition normales. M. Bouchardat recherche
surtout l'action spéciale que l'on peut obtenir sur la peau
par des doses modérées. Il prescrit parfois la poudre de

(1) *Bouchardat*, annuaire 1841.
(2) Gaz. médicale de Strasbourg, 1857.

Dower, de 30 à 60 centigr. chaque soir, et la thériaque qui lui paraît la meilleure des préparations opiacées dans le diabète, parce que ce médicament réunit le mélange des opiacés, des stimulants, des corroborants, et que son usage ne présente aucun inconvénient. Il en donne chaque soir 2 à 4 grammes; cette dernière quantité ne contient que 5 centigr. d'opium, aussi est-il quelquefois utile d'y associer 1, 2, ou 3 centigr. d'extrait d'opium.

Mode d'action. — Comment agit l'opium dans le traitement du diabète? Sa principale propriété, avons-nous dit, est de diminuer la soif, la faim, la quantité d'urine excrétée, sans modifier la quantité du sucre; il excite la perspiration cutanée, tout cela avec une remarquable tolérance qui exige des doses élevées du médicament.

Coze, de Strasbourg, qui a fait des expériences sur des lapins pour étudier l'influence exercée par les médicaments sur la glycogénie, a essayé le chlorhydrate de morphine et a tiré de ses expériences les conclusions suivantes :

« 1° Sous l'influence du médicament, la quantité du sucre du foie augmente de plus du double, de 0,59 à 1,39.

« 2° La quantité de sucre dans le sang artériel augmente aussi du double, de 0,05 à 0,11.

« 3° La proportion entre le sucre du foie et le sucre du sang artériel est la même qu'à l'état normal c'est-à-dire de 1 à 12 ; la combustion pulmonaire n'est donc ni diminuée ni augmentée.

« 4° L'augmentation du sucre sous l'influence de la morphine est un argument contre l'emploi de l'opium dans le traitement du diabète; elle explique les insuccès de ce traitement constatés par beaucoup de médecins.

« 5° On n'observe pas de sucre dans les urines. »

A ces conclusions nous ferons quelques objections. D'abord, il n'est pas juste de dire que les insuccès du traitement par l'opium aient été constatés par beaucoup de médecins, sans ajouter que ce traitement, par contre, a rencontré l'appui de tous les praticiens qui se sont le plus occupés de ce sujet, depuis Aëtius jusqu'à Rollo et Bouchardat. D'ailleurs, les résultats de l'expérimentation thérapeutique nous semblent devoir l'emporter sur l'expérimentation incomplète de M. Coze. En lisant ses expériences on voit que les lapins (ils ne sont qu'au nombre de trois pour l'essai du sel de morphine), par le fait de l'injection, ont été sous l'influence du médicament assez longtemps frappés de stupeur et comme paralysés. De plus, la quantité du sucre est bien augmentée dans le sang, mais il n'en existe pas de traces dans les urines, ce qui est en contradiction avec les résultats de de Becker. Il suffit que le sang contienne 0,3 décigram. de sucre pour 100 gr. de sang, pour qu'il y ait glycosurie. Ce sont donc des expériences à reprendre.

Les médecins anglais qui ont beaucoup usé de l'opium dans le diabète, et en particulier Owen Rees (1), ont considéré ce médicament comme un puissant astringent du rein, probablement parce qu'ils avaient remarqué que sous son influence la quantité d'urine était moindre. Anstie a combattu cette opinion (2). Il lui semble probable que l'opium n'agit que par ses propriétés bien connues depuis l'antiquité, qui consistent à diminuer l'appétit et la soif.

Enfin nous mentionnerons, en terminant, l'opinion

(1) Lancet, 24 sept. 1865.
(2) Bull. de thérap., t. LXVIII, p. 378.

émise par M. Pécholier (1) sur le rôle de l'opium dans le traitement du diabète ; il attribue à ce médicament une grande importance, mais si son explication nous paraît ingénieuse, elle est bien hypothétique.

D'après cet auteur, l'expulsion du sucre par l'urine n'est qu'un symptôme, une conséquence. Pour l'expliquer, il faut remonter à une perturbation de la nutrition, et c'est en agissant sur la nutrition que l'opium est utile dans le diabète. Chez le sujet qui prend une dose modérée d'opium, sans être habitué à cet agent, on voit survenir des symptômes bien connus : soif, perte d'appétit, envie de vomir, assoupissement, torpeur, parfois, mais rarement, insomnie et excitation ; en somme, on voit dominer chez un individu qui commence ce remède le narcotisme et les troubles digestifs. Mais, après un temps variable et assez court, la tolérance s'établit et tous les désordres digestifs cessent, sauf l'anorexie qui reste durable. L'intelligence devient plus vive, plus active, l'aptitude au travail plus marquée, et c'est pour cela que les Orientaux aiment tant à fumer l'opium et recherchent ce délassement qui procure une sorte de contentement et de jouissance intellectuelle, sans amener ni peine ni fatigue. L'opium remplace chez eux le thé ou le café.

Insistons seulement sur deux de ces phénomènes principaux : l'anorexie et la surexcitation des forces. — Quoiqu'il mange peu, celui qui consomme de l'opium conserve sa vigueur et l'intégrité de son organisme ; citons comme preuves les courriers Tartares qui, en mangeant de l'opium, font de longues courses sans prendre aucun aliment, et les Coolies Chinois qui suppléent par le suc du pavot à une alimentation insuffisante·

(1) *Pécholier*. Quelques mots sur l'opium et sur son emploi dans le diabète sucré. (Bull. de thér., t. LXVIII, p. 458.)

« Sous l'influence de l'opium, dit Trousseau, le cerveau est affaibli dans sa vie de relation, et stimulé dans les propriétés qui représentent éminemment en lui la vie générale nutritive. » Ces deux phénomènes, si opposés en apparence, anorexie et conservation des forces, nous ne pouvons les attribuer qu'à ce seul fait, l'arrêt de la désassimilation nutritive. Tout se détruit lentement dans l'organisme. Tous les tissus s'en vont peu à peu pour être remplacés par d'autres, dont le sang fournit les matériaux. Or, que par une cause quelconque, le mouvement de désassimilation s'arrête, l'assimilation participera naturellement à cette inertie de la fonction. Le besoin de réparation par l'alimentation ne se ressentira plus que faiblement, et il surviendra une anorexie que l'on peut appeler *physiologique*.

Telle est donc, pour **M. Pécholier**, l'action fondamentale de l'opium à dose suffisante et longtemps continuée. Il arrête le mouvement de décomposition nutritive, il s'oppose à la désassimilation ou tout au moins ne permet qu'une désassimilation lente. C'est là ce que M. Pécholier appelle la catalepsie de la nutrition. C'est-à-dire que l'opium, dans le diabète, agit principalement comme médicament d'épargne, pour employer l'expression nouvellement introduite dans le langage thérapeutique.

Sans être aussi affirmatif que **M. Pécholier**, nous acceptons volontiers que l'opium agit dans le diabète par une action générale, mais nous pensons qu'elle se porte plus spécialement sur le système nerveux. Les expériences faites sur les nerfs vaso-moteurs, rapportées par Pontevès (1), ont montré, que sous l'influence de ce médicament, les centres nerveux sont fortement congestionnés, et, en considérant cette modification circula-

______

(1) *Ponteves.* Thèse de Paris, 1864.

toire, on comprend qu'elle puisse influer sur leur fonctionnement, et agir, par conséquent, sur le diabète nerveux. En laissant de côté cette interprétation encore mal déterminée, il reste dans tous les cas, comme preuves des bons effets de l'opium, l'action physiologique exercée par cet agent chez la plupart des individus, la diminution de la soif, de la sécrétion urinaire et l'augmentation de la sueur.

Bromure de potassium. — En 1866, M. Begbie publia un mémoire important sur le traitement du diabète sucré par le bromure de potassium (1). L'auteur indique parfaitement quelle est la théorie qui l'a guidé dans ses essais. « Puisqu'il est prouvé que la glycosurie peut être la suite d'une excitation, conduisant le stimulus à la moelle allongée, qui réagit par la moelle et le grand sympathique sur la sécrétion du sucre, puisque Harley a montré que l'irritation locale du foie peut produire la glycosurie, puisque celle-ci est souvent consécutive à une lésion du cerveau, nous devons chercher à calmer l'irritabilité du système nerveux. Pour cela, nous pouvons employer le bromure de potassium, dont l'action physiologique et thérapeutique répond à ces indications. »

M. Begbie publie ensuite quatre observations de traitement de diabète par le bromure de potassium, elles donnèrent des résultats satisfaisants.

Dans un des cas, un diabétique âgé de 60 ans, qui avait employé tous les moyens pharmaceutiques sans succès, prit 3 grammes de bromure de potassium par jour. Six semaines après, ses urines ne contenaient plus de sucre. Mais aussitôt que l'on cessa le médicament, le sucre re-

____

(1) *Begbie,* Edinburgh medical journal, déc. 1866, p. 484.

parut, puis disparut lorsque l'on reprit de nouveau le bromure de potassium.

Dans un autre cas, un enfant de 13 ans, diabétique depuis neuf mois, fut guéri complétement en sept semaines sous l'influence du bromure de potassium. Le régime ordinaire du malade ne fut pas changé, si ce n'est qu'on ajouta l'usage de l'huile de foie de morue.

Ces faits ne sont pas assez nombreux pour autoriser une conclusion ; mais ce que nous savons de l'action physiologique et thérapeutique du bromure de potassium sur les centres nerveux et sur les petits vaisseaux, nous fait penser que c'est un médicament à essayer dans les cas où le diabète reconnaît pour cause un trouble de l'innervation ou de la circulation. Ce qui en effet caractérise surtout ce médicament, c'est la diminution de l'excitabilité de la moelle.

On a encore proposé d'autres médicaments agissant sur la circulation cardiaque ou vasculaire ; nous trouvons signalés le seigle ergoté, la digitale, mais sans aucune indication bibliographique, et sans mention des résultats obtenus.

MM. Fricke, de Baltimore (1), et Smart (2), d'Edimbourg, ont fait, sans aucune idée théorique, des expériences comparatives sur divers médicaments.

Pour eux, la *strychnine* fait diminuer la quantité des urines et du sucre, à la dose de 1/26 à 1/40 de grain ; la santé générale se relève, et les résultats qu'ils ont obtenus leur semblent favorables à cette médication.

M. Jaccoud après avoir essayé la strychnine dit (3) : « De tous les excitants des fonctions gastriques je n'en ai pas

(1) *Fricke de Baltimore,* Gazette médicale, 1853.
(2) *Smart d'Edimbourg,* Medical Times and Gazette, 1863.
(3) *Jaccoud.* Clinique médicale. Paris, 1867.

vu de plus constamment utile que la strychnine : non-
seulement cette substance maintient les fonctions digestives dans la plénitude de leur activité, mais elle diminue
la polyurie, les pertes en glycose, deux fois même j'ai
vu la glycosurie cesser complétement. Je me garderai
bien néanmoins de dire avec quelques auteurs que la
strychnine est le remède par excellence du diabète; je
ne connais aucune observation qui ait été assez prolongée
pour que la guérison puisse être tenue pour complète et
définitive; ce dont je suis certain, c'est que ce médicament améliore à tous égards l'état des malades et qu'il
peut amener la disparition de la glycosurie. Cette disparition est-elle temporaire ou définitive, l'observation
peut seule nous l'apprendre. »

C'est donc surtout en améliorant les fonctions gastriques, que d'après M. Jaccoud agirait la strychnine.

C'est également empiriquement que Chambers a tenté
l'emploi de l'*iodure de potassium ;* les résultats d'ailleurs
inédits lui ont également semblé favorables.

C'est encore empiriquement que Trousseau (1) a essayé
le *nitrate d'argent,* il ne semble pas que son action ait
été utile.

Electrisation du pneumo-gastrique. — M. Mariano
Semola semble être le seul des médecins qui ait employé
l'électrisation du pneumo-gastrique dans le diabète su-
cré(2). Il accepte la théorie des actions vaso-motrices,
et la pousse jusqu'à ses dernières conséquences thérapeutiques.

Il soumet le pneumo-gastrique à l'électrisation par un

---

(1) *Trousseau,* Bull. de thérapeutique, t. LXIX, p. 183.
(2) *Mariano Semola,* De la pathogénie et de la thérapeutique du
diabète et de l'action de l'électricité, etc. (Gaz. hebd., t. VIII, p. 595
1861.)

courant direct et intermittent assez énergique; « cette
électrisation, d'après M. Semola, produit constamment
une diminution considérable dans la quantité du sucre éliminé par les diabétiques, et quelquefois même une diminution sensible dans la quantité des urines. Les effets de
l'électrisation sont passagers, et d'ordinaire ne durent
que de cinq à dix heures. On peut cependant rencontrer
des cas dans lesquels les effets de l'électrisation soient
durables, et constituent une vraie guérison. » M. Semola
conseille de joindre à ce traitement des douches et de la
strychnine.

Il me semble assez dangereux d'électriser le nerf
pneumo-gastrique. On sait, en effet, qu'une semblable
excitation produit un arrêt des mouvements du cœur,
pour peu qu'on opère avec des courants un peu énergiques. Du reste, les cas cités par M. Semola étant encore
sans analogues dans la science, il est permis de douter
de leur valeur.

L'électricité a été employée d'après M. Bassereau, en
1864, dans le service de M. Denonvilliers ; sous l'influence
de la *faradisation du foie*, la glycosurie aurait cessé (1).

Hydrothérapie. — On s'accorde à admettre que le traitement hydrothérapique, en rendant à la peau sa vascula-
risation et sa chaleur normales, produit sur les viscères
intérieurs une action décongestionnante. En activant
la circulation, elle agit sur la nutrition générale, elle
devient ainsi un agent tonique d'une grande puissance.
M. Fleury prétend avoir souvent constaté, par la plessi-
métrie, que le foie et la rate avaient subi une rapide
diminution de volume sous l'influence de douches froides. Or, plusieurs théories du diabète reposent sur

(1) Communication orale.

l'hypothèse d'une exagération de la circulation du foie ; d'autre part il est prouvé que la température axillaire du diabétique est de 1 degré à 1 degré et demi au-dessous de la moyenne. Voici donc deux indications de l'emploi de la méthode hydrothérapique. Outre son action tonique générale, elle aurait ce double effet de ramener à leur état normal les circulations hépatique et cutanée. La pratique médicale fournit-elle la confirmation de ces vues théoriques? C'est ce que je vais examiner.

Les publications sur ce sujet sont très-peu nombreuses et fournissent peu de renseignements. M. Fleury (1) se borne à dire que « depuis 1860 il a traité plusieurs malades atteints d'albuminurie ou de glycosurie chronique, et que les résultats ont toujours été très-satisfaisants. »

Gibert (2) et Lubareski citent chacun un cas de guérison de diabète par l'hydrothérapie, mais c'est surtout dans les communications orales que j'ai puisé d'intéressants détails sur les effets de cette médication.

On trouvera à la fin de cette thèse l'observation d'une malade que M. Raynaud avait envoyée à Vichy et confiée aux soins de M. Sénac. Cette jeune fille fut soumise au traitement hydrothérapique, et bientôt elle s'aperçut elle-même que lorsque la réaction qui suivait sa douche ne s'accomplissait pas franchement, le sucre augmentait dans ses urines. Que faut-il conclure de cette remarquable coïncidence? Faut-il admettre que l'action régulatrice de la douche sur la circulation ne s'étant pas produite, la proportion du sucre s'en était accrue; faut-il au contraire supposer que l'exagération de la

---

(1) Traité thérapeutique et clinique d'hydrothérapie, 3e édition, p. 923.

(2) *Gibert*, Thèse de Foubin. Paris, 1853, p. 57.

glycosurie était le phénomène primitif? Nous ne pouvons d'après ce seul fait trancher cette question, mais il serait curieux de rechercher en pareil cas si l'on ne doit pas se rattacher à la première hypothèse. L'hydrothérapie serait alors un agent directement efficace pour combattre la glycosurie; on pourrait la considérer comme régularisant la circulation hépatique.

Du reste, le traitement hydrothérapique varie beaucoup dans son application, suivant la forme du diabète.

D'après M. Beni-Barde, l'eau froide, suivant la façon dont elle est appliquée, possède des effets sédatifs ou des effets toniques et même excitants. Ces distinctions me semblent un peu subtiles, et jusqu'à ce que l'expérience ait consacré la légitimité de ces vues, il faut considérer seulement l'hydrothérapie comme l'un des meilleurs moyens de régulariser la circulation du sang, et appliquer spécialement cette méthode aux cas de diabète dans lesquels semblera exister un trouble de la fonction circulatoire.

IIIᵉ CLASSE

MÉDICATIONS DESTINÉES A DÉTRUIRE OU A ÉLIMINER LE SUCRE EN EXCÈS DANS L'ÉCONOMIE.

Médication alcaline. — Inhalations d'oxygène. — Ingestion de substances oxygénées. — Exercice musculaire.

———

1° MÉDICATION ALCALINE.

Les résultats fournis par les médications que nous venons d'étudier ont souvent laissé les médecins dans le doute sur leur opportunité, et notre critique a dû être réservée, parce que nous manquions de renseignements cliniques suffisants. Mais lorsque nous trouvions des expériences physiologiques instituées pour déterminer la valeur des moyens thérapeutiques employés, nous pouvions les invoquer avec confiance, et nous y avons souvent trouvé d'excellents éléments de critique. La médication alcaline ne nous présente rien de semblable. Les physiologistes ont eu pour but d'édifier ou de détruire une théorie, et souvent derrière l'expérience qui attaque, on soupçonne la théorie qui se défend. Instituée dans des conditions si défavorables, on a fait dire à l'expérimentation plus qu'elle ne prouvait légitimement. Il serait difficile, aujourd'hui, de comprendre par la physiologie, l'action de la médication alcaline.

Il existe donc, dans cette étude, une incohérence

dont nous ne sommes pas responsable ; et nous ne vou-
lons pas, en prenant parti dans le débat, faciliter notre
tâche par des affirmations sommaires.

Presque tous les médecins, laissant de côté les idées
théoriques, reconnaissent la valeur du traitement alcalin dans le diabète. Quelques-uns de ceux qui, au début,
s'en étaient montrés les adversaires déclarés, ajoutent
maintenant à leur traitement l'usage des préparations
alcalines; il s'en faut cependant que l'accord soit com-
plet, et un petit nombre de dissidents adressent encore
à cette médication des critiques sévères. Nous trouve-
rons dans l'étude clinique du diabétique la cause probable de ces dissidences.

La médication alcaline comprend : 1° Les divers médicaments alcalins. — 2° Les eaux minérales alcalines.

Historique. — L'emploi de la médication alcaline contre
le diabète n'est pas de date récente ; elle était naturellement indiquée contre une affection dans laquelle on
avait cru remarquer une prédominance acide dans les
voies digestives, et dans laquelle l'urine est franchement
acide. Déjà Willis, Fothergill et Ettmüller avaient prescrit l'eau de chaux. Rollo la vanta, et son emploi se vul-
garisa après lui; mais il faut bien reconnaître que c'est
aux travaux de MM. Bouchardat et Mialhe que la
médication alcaline doit l'importance qu'elle a acquise
dans le traitement du diabète. Actuellement les alcalins
sont presque inséparables de tout traitement du diabète,
sous forme de boissons artificielles, si les malades sont
pauvres, d'eaux minérales, s'ils sont riches.

L'idée qui a présidé à l'emploi thérapeutique des alcalins a presque toujours été une idée chimique, et nous verrons que M. Mialhe l'avait préconisé dans le but de combattre par les alcalins l'acidité des liquides de l'économie

et du sang en particulier. Cependant il devait d'abord
paraître étrange au clinicien et au thérapeutiste qu'une
maladie comme le diabète, caractérisée par une dénutri-
tion qui conduit fatalement à une cachexie profonde,
pût trouver son soulagement dans les médicaments clas-
sés parmi les altérants.

M. Mialhe, en proposant comme méthode de traitement
les alcalins, avait formulé la théorie suivante :

L'amidon introduit dans les aliments se transforme en glycose sous l'influence de la salive et du suc
pancréatique, puis pénètre dans le sang; chez l'homme
sain, la glycose arrivée dans le liquide sanguin se dé-
compose en présence des alcalis contenus normalement
dans les humeurs, mais chez le diabétique, elle trouve
un sang dépourvu d'alcalinité, elle reste intacte, devient
un corps étranger inutilisable qui est expulsé par les
urines. Les causes de cette diminution d'alcalinité du
sang, d'après M. Mialhe, sont l'abus des liqueurs acides,
l'alimentation exclusivement azotée, et la suppression de
la transpiration. A l'appui de cette théorie, M. Mialhe a
communiqué à l'Académie de médecine (1) l'observation
d'un Italien devenu glycosurique à la suite d'un abus
de boissons acidulées pendant les grandes chaleurs de
1847. Cet homme prit, dans les 24 heures, 20 grammes de bicarbonate de soude, 5 grammes de magnésie
calcinée, et deux bouteilles d'eau de Vichy ; au bout de
ce temps le sucre avait disparu des urines. Ce fait, qu'on
aurait dû classer dans les glycosuries transitoires, fut
très-utile à la théorie de M. Mialhe qui fut adoptée avec
une grande faveur. Rien de plus simple, en effet : Le
diabète est dû à la non-transformation du sucre dans le
sang devenu acide ; donnez des alcalins, le sang recou-

(1) Bull. de l'Académie de médecine, sept. 1847.

vre son alcalinité et le sucre reprend son évolution normale.

Cette théorie fut vivement combattue par MM. Leconte, Poggiale et Cl. Bernard. Nous nous bornerons ici à reproduire en quelques mots les expériences de M. Poggiale, pour ne pas trop nous appesantir sur cette question qui nous paraît jugée dans les conditions où se sont placés les expérimentateurs. Voici les conclusions de M. Poggiale (1) : « Dans les nombreuses expériences que nous avons exécutées sur des lapins, des chiens, nous avons toujours vu qu'en augmentant l'alcalinité du sang, le sucre ne diminue pas, et que la quantité de ce principe peut s'élever à 7 p. 100 dans les urines alcalines, lorsqu'on nourrit les animaux avec des aliments féculents ou sucrés, additionnés de bicarbonate de soude.

« Nous avons démontré aussi, avec Cl. Bernard et Lehmann, qu'en injectant dans la veine jugulaire d'un lapin une solution de sucre et de bicarbonate de soude, on retrouve dans les urines autant de sucre que quand l'injection se fait avec une solution sucrée seulement.

« Enfin, nous avons trouvé que les carbonates alcalins n'agissent pas sur la glycose au-dessous de 95 degrés, et qu'à cette température elle éprouve si lentement les métamorphoses qui la convertissent en eau et en acide carbonique, qu'on trouve encore beaucoup de sucre si l'on prolonge l'ébullition. La potasse et la soude caustique elles-mêmes ne détruisent le sucre qu'à une température élevée. »

Les recherches de Lehmann et de M. Bouchardat sur le sang des diabétiques confirment cette manière de voir. Leurs analyses ont montré que le sang des diabétiques est aussi alcalin qu'à l'état normal.

(1) Gazette médicale, 1856.

Nous n'essayerons pas de défendre la théorie de M. Mialhe, puisque cet auteur l'a lui-même abandonnée, et nous citons textuellement les lignes suivantes, extraites de son dernier mémoire (1). « Jusqu'ici nous avions cru que le diabète sucré ou glycosurie était uniquement dû à un défaut d'alcalinité suffisante du sang, rendant impossible la destruction complète de la glycose dans l'économie. Aujourd'hui nous pensons que la cause première de la glycosurie ne réside pas tout entière dans une composition anomale du sang, mais bien dans une affection essentiellement nerveuse. — Le diabète est une névropathie chronique affectant tous les nerfs qui président aux sécrétions. »

Tel était l'état de la question quand M. Pavy, de Londres (2), publia ses recherches. Elles sont importantes parce qu'elles permettent d'interpréter l'action des alcalins dans l'économie d'une manière absolument différente de celle que l'on avait soupçonnée jusqu'ici.

Nous rappelons que pour Pavy le sucre est un produit de décomposition cadavérique ou d'une altération pathologique. Selon lui, la matière glycogène ne se transforme pas en sucre parce que le ferment contenu dans le sang ne saurait agir, retenu qu'il est par une influence nerveuse. La vie cesse, le ferment recouvre sa liberté d'action, le sucre se forme. Je n'ai pas besoin de discuter ce qu'a de mystérieux cette action de l'innervation sur un ferment. Je ne mentionne de nouveau cette théorie que pour arriver aux expériences qui intéressent la thérapeutique.

Peut-on empêcher la formation du sucre aux dépens de la matière glycogène? M. Pavy prétend avoir démon-

<hr>

(1) *Mialhe.* Nouvelle théorie du diabète sucré. (Union médicale 3 mai 1866.)

(2) *Pavy.* On Diabetes. London, 1869.

tré qu'il en est ainsi. Il cherche d'abord quelle est la substance qui empêche d'agir un ferment dont tout le monde admet l'existence : la diastase salivaire. Mettant en contact de la salive, de la matière amylacée et une solution de potasse, il constate que la transformation de la matière amylacée ne se fait plus.

Après avoir obtenu ce résultat expérimental, il cherche à déterminer si les alcalins qui rendent inerte la diastase salivaire, ont la même action sur la matière glycogène. Il injecte une solution concentrée de potasse dans la veine porte d'un chien, aussitôt après la mort, par conséquent, suivant lui, avant que la matière glycogène ait subi aucune transformation; l'analyse du foie démontre qu'il n'existe pas de matière sucrée. Mais si, au lieu de faire l'expérience de suite après la mort, on attend quelques instants, le sucre se produit, et l'injection de potasse dans la veine porte prouve que cette solution est sans action sur le sucre formé; c'est donc sur la matière glycogène qu'elle agit. Elle peut empêcher la formation du sucre, mais non le détruire.

Le carbonate de soude possède la même propriété que la potasse, il empêche la formation du sucre. M. Pavy l'a démontré par une expérience ingénieusement disposée. Il serre par une ligature un certain nombre de lobules du foie, qui sont ainsi séparés du reste de la circulation hépatique. Il injecte la solution de bicarbonate de soude dans la veine porte; les parties dans lesquelles l'injection a pénétré ne contiennent pas de sucre, les lobules qui ont été séparés par la ligature contiennent du sucre.

La conclusion que l'on peut tirer de ces expériences est celle-ci : Les alcalins empêchent ou diminuent la formation du sucre aux dépens de la matière glycogène. C'est donc une action prémonitoire, et si cette opinion devait être admise, il faudrait les placer, non plus parmi les médicaments destinés à détruire le sucre existant dans le sang, mais dans notre première classe de médica-tions, c'est-à-dire parmi les médicaments qui empê-chent l'introduction du sucre dans le sang.

Bien que les expériences de M. Schiff ne l'aient pas conduit exactement aux mêmes conclusions que celles de M. Pavy, au point de vue qui nous intéresse, les résultats expérimentaux ne sont pas contradictoires, car que le ferment soit formé pendant la vie ou seulement après la mort, peu nous importe, nous ne pouvons agir que sur la matière glycogène et non sur le ferment (1).

Telle est la phase nouvelle dans laquelle entre la gly-cogénie, il est certain que la thérapeutique l'y suivra. Nous avons déjà signalé les essais tentés avec l'arsenic pour détruire la matière glycogène hépatique, mais ce ne sont encore que des vues hypothétiques, et bien que la théorie chimique ancienne de l'action des alcalins sur le sang soit difficilement acceptable dans son intégrité, nous n'avons pas encore le droit de lui substituer une autre interprétation dont l'épreuve expérimentale est en-core à faire.

Bien que la théorie ait périclité, la médication lui a survécu, et le traitement du diabète par les alcalins est

---

(1) M. Giovanni Polli a pourtant eu l'idée d'agir directement sur le ferment, et il propose, pour arriver à ce résultat, d'employer les sul-fates alcalins ou terreux. Il se fonde sur la théorie suivante : Le dia-bète est constitué par la formation du sucre, il paraît être une maladie *catalytique* dans laquelle les matières saccharifiables du sang se trans-forment en sucre sous l'influence d'un ferment (Pavy, Schiff). Le moyen le plus sûr pour combattre cette production de sucre consisterait dans l'emploi des substances antifermentiques. Tels sont les sulfites qui empêchent la fermentation par simple contact, sans détruire les fer-ments ou les corps capables de fermenter. (Mémoires de l'Institut lombard des sciences, des lettres et des arts, 1860 et 1861.)

bien établi par l'expérimentation thérapeutique, non pas qu'il puisse produire la guérison (nulle médication n'en est capable isolément), mais il nous paraît certain que les alcalins sont un adjuvant précieux du régime, et nous indiquerons tout à l'heure à quelle période de la maladie, à quelle forme du diabète et dans quelles conditions il faut l'employer.

En présence de l'accord de presque tous les médecins qui conseillent la médication alcaline dans le diabète et lui attribuent d'heureux effets, nous ne saurions admettre la réprobation absolue dont MM. Hirtz et Griesinger ont frappé cette méthode thérapeutique.

Voici en quels termes M. Hirtz motive son opinion :

« Lorsque les ingénieuses théories de Bouchardat et de Mialhe, sur la production du diabète, émurent le monde médical; lorsqu'on crut trouver dans une alcalinité insuffisante, soit des sucs digestifs, soit du sang lui-même, le secret de la glycosurie, on ouvrit à deux battants à la médication sodique la thérapeutique du diabète, et l'on sait par quelles trompeuses promesses les thermes alcalins firent un appel pompeux à tous les diabétiques. Les immortels travaux de Cl. Bernard et de Schiff démontrèrent péremptoirement l'inanité de cette théorie et de ces espérances. On sait aujourd'hui que l'intervention des alcalins n'a pas la moindre influence sur la production du sucre que le foie secrète de toute pièce, et ce que la physiologie avance ici, la thérapeutique usuelle le prouve chaque jour. Ni les thermes alcalins, ni l'usage continu du carbonate de soude ne modifient la glycosurie; le régime hygiénique seul la suspend momentanément. Nous pourrions citer nos propres observations à cet égard; nous préférons rappeler un travail sorti de la clinique de Tubingue, sous la direction de Griesinger, où la médication alcaline, essayée successivement avec le régime classi-

que et le régime féculent, a donné pour conclusion l'absence totale d'influence thérapeutique du bi-carbonate
sodique. Il est difficile d'asseoir une conclusion sur un
travail plus exact (1). »

Nous avons assez insisté sur la diversité essentielle
des différentes formes du diabète, pour n'avoir pas besoin de redire ici qu'une même médication ne saurait
s'appliquer indistinctement à tout diabétique. Aussi, nous
croyons que les malades sur lesquels MM. Hirtz et
Griesinger ont expérimenté étaient de ceux auxquels la
médication alcaline ne devait pas être appliquée. Nous
reviendrons sur ce point à propos des contre-indications
de certains traitements.

Médicaments alcalins. — 1° *Eau de chaux* : Le médicament alcalin le plus anciennement employé, sans con-
tredit, est *l'eau de chaux*. Willis, Fothergill, et surtout Rollo, disent avoir obtenu de bons effets de son
administration. Sous son influence, ils ont vu la soif
cesser et la voracité diminuer, mais ils n'ont pas guéri
pour cela le diabète. Schultz note aussi que, chez les
malades qui prenaient de l'eau de chaux, en quantité suffisante et avec persévérance, la boulimie diminuait.
M. Bouchardat explique ce fait en disant que cet agent
retarde la dissolution des féculents. Lui-même a conseillé, à plusieurs reprises, l'eau de chaux, et a également remarqué que presque toujours son usage était
suivi d'une atténuation de l'appétit. Il a constaté aussi
que la quantité de la glycose urinaire diminuait, mais que
sa disparition n'avait jamais été complète. Cet auteur
pense enfin que, dans certaines conditions, l'eau de
chaux, comme l'employait Rollo, associée avec deux

(1) *Hirtz*. Alcalins. (Dictionnaire de méd. et de chir. pratiques.)

tiers de lait, peut être avantageuse, dans les cas surtout où il y aurait une disposition à l'excitation ou à la fièvre. M. Mialhe conseille aussi l'eau de chaux contre les acides qui vicient les humeurs.

2° *Magnésie* : La magnésie calcinée a été employée deux fois par Traller à la dose de 6 grammes; huit ou quinze jours auraient suffi pour amener la guérison. Hufeland rapporte une observation qui témoigne de son utilité. M. Bouchardat a fait fréquemment usage de cet adjuvant sans avoir vu les urines revenir à l'état normal. M. Mialhe a aussi donné la magnésie à la dose de 6 grammes par jour. Il conseille le lait de magnésie à dose élevée, parce que les acides abondants qui se trouvent dans le tube digestif des diabétiques saturent la magnésie, et qu'il en résulte facilement chez les malades une superpurgation assez considérable pour les affaiblir.

3° *Ammoniaque* : Les préparations d'ammoniaque ont été vantées pour combattre la glycosurie par plusieurs médecins, au nombre desquels il faut citer Bürr et Neumann, et plus récemment M. Barlow. M. Bouchardat recommande le carbonate d'ammoniaque (1), dans la potion suivante :

        Carbonate d'ammoniaque. . . . . .   5 gr.
        Rhum.   20
        Eau.   100

A prendre en trois fois, une demi-heure avant le repas. Ce médecin a souvent dépassé cette dose et l'a portée à 10 et 15 grammes.

Il prescrit aussi ce médicament sous forme de bols :

        Carbonate d'ammoniaque. . . . . . 20 gr.
        Thériaque. 20
        Pour 40 bols.

(1) Annuaire de thérapeutique, supplément, 1846.

7

« Comment agit le carbonate d'ammoniaque, dit le professeur Bouchardat, est-ce comme stimulant diaphorétique qu'il réveille les fonctions de la peau ? Est-ce comme alcalin qu'il agit, en augmentant l'alcalinité du sang et rendant plus facile la destruction des matières combustibles ? Ces deux effets s'ajoutent-ils et concourent-ils au même but ? Je ne saurais décider ces questions ; toujours est-il qu'il est utile dans les cas de diabète. »

Martin-Solon (1) rapporte une guérison de diabète sucré par l'ammoniaque liquide. Ce médecin préfère de beaucoup l'ammoniaque au bicarbonate de soude, tant vanté par les partisans de la méthode alcaline, parce que ce dernier est essentiellement débilitant, tandis que l'ammoniaque joint à ses propriétés alcalines des propriétés stimulantes et sudorifiques. Nous ajouterons, à ces remarques de Martin-Solon, que l'ammoniaque est un des sudorifiques les plus puissants.

4° *Bicarbonate de soude* : M. Mialhe a surtout préconisé ce sel, qu'il prescrit à la dose de 6 à 12 et à 18 grammes par jour, et il y joint l'eau de Vichy aux repas. Plusieurs observations ont été citées à l'appui ; nous avons déjà parlé de celle que M. Mialhe a communiquée à l'Académie de médecine ; Contour et Valleix en ont publié une autre de même nature, et Valleix (2) fait l'éloge de ce sel comme médicament.

5° *La crème de tartre* a été essayée par le docteur Synarco-Betaldi (3). Ce médecin a fait une remarque assez originale que nous signalons. Manquant de vin de Bordeaux il l'a remplacé par du vin d'Espagne, qui ne contient pas de tartrate de potasse et de soude, et voyant

(1) France médicale, 1867, p. 437.
(2) Journal des connaiss. méd. chir., 1849, p. 159.
(3) Guide du médecin praticien, 1868.

que l'effet produit n'était pas le même il supposa que le bordeaux agit par la crème de tartre qu'il renferme.

6° *Tartrate et citrate de soude.* — Ces deux sels ont été introduits dans le traitement du diabète par M. Bouchardat. Le tartrate de soude est d'une saveur salée franche, sans aucun mélange d'amertume, il peut dans tous les usages culinaires remplacer le sel marin sans que le palais le plus exercé soupçonne la substitution. On le prépare facilement en saturant une solution d'acide tartrique par du carbonate de soude, en laissant un très-léger excès d'acide et en évaporant.

Le tartrate de soude reste comme résidu dans la fabrication de l'eau de seltz à l'aide de l'appareil de Briet; il suffit, pour l'obtenir, d'évaporer lentement la solution saline qu'on rejette habituellement comme résidu inutile.

C'est donc un produit qu'on peut préparer facilement à un prix peu élevé. Son administration est beaucoup plus facile que celle du bicarbonate de soude. Il change à peine la saveur du vin de Bordeaux, lorsqu'on en ajoute 15 grammes par litre. Sous cette forme, il est à peine purgatif; l'excès d'acide masque sa saveur et diminue notablement ses propriétés purgatives.

Un malade peut prendre facilement dans son vin, dans son pain et dans ses autres aliments, 30 grammes de tartrate de soude en vingt-quatre heures sans être purgé. Quand il se livre à un exercice suffisant, l'acide est décomposé, le sel transformé en carbonate qui rend plus facile l'utilisation des féculents.

M. Bouchardat a adopté depuis quelque temps l'usage du tartrate de soude dans le régime ordinaire des glycosuriques qui peuvent se livrer à un bon exercice journalier en plein air, et il en a obtenu de grands avantages, dans ce sens qu'ils ont pu ainsi utiliser une quantité plus grande de féculents. Mais pour qu'il en soit ainsi, il faut que l'acide organique soit décomposé, ce dont on doit s'assurer par l'examen des urines.

Quelques essais qui ont besoin d'être répétés avaient amené M. Bouchardat à croire que le citrate de soude était plus facilement décomposé dans la circulation que le tartrate de la même base, et quand ce dernier sel passe dans les urines, avant de renoncer à ce genre de médication il a recours à l'emploi du citrate de soude; ce sel a un arrière-goût légèrement alcalin qui se masque facilement par un léger excès d'acide. Le sel de Seignette peut également être employé avec avantage.

7° *Benzoate de soude.* — Ce sel est entré récemment dans la thérapeutique sous le patronage de Garrod, qui l'a préconisé dans le traitement de la goutte. Par analogie, on l'a essayé dans le traitement du diabète. Aucun document ne nous est parvenu sur son emploi; nous rappellerons seulement que le malade de Gœdechens s'en est mal trouvé.

Action des Alcalins.

L'expérience médicale a montré que les alcalins avaient une influence réelle dans le traitement du diabète; les expériences physiologiques ne nous donnent pas, sur le mécanisme de cette influence, des renseignements suffisants. Il nous faut donc chercher dans leur action générale une réponse aux questions suivantes :

Quel est le mode d'action des alcalins dans le traitement du diabète? Détruisent-ils le sucre? Agissent-ils en diminuant l'acidité du sang, comme le pensait Mialhe? Ou bien agissent-ils en modérant la transformation de

la matière glycogène du foie, comme on pourrait le
déduire des expériences de Pavy ? Il est regrettable que
les médecins de Vichy, dont plusieurs sont des travail-
leurs intrépides, n'aient jamais expérimenté sérieuse-
ment les effets des alcalins, non pas sur leurs malades,
les résultats sont alors trop complexes, mais sur des
animaux. Tout ce que l'on peut dire, c'est que la médication thermale, employée seule, produit une amélioration de l'état général qui se manifeste par une modification favorable de tous les symptômes, sans produire
des effets spéciaux de localisation ou d'élimination, comme
cela se voit pour certaines eaux minérales (sulfureuses
et arsenicales entre autres). L'étude des médicaments
alcalins a donné lieu, dans ces derniers temps, à quelques recherches ; nous allons voir, s'il est possible de
fournir une explication rationnelle de la médication alcaline dans le diabète, en appliquant à cette étude les
données modernes de la chimie et de l'expérimentation
physiologique.

Des effets des alcalins : En abordant l'étude de l'action
physiologique des alcalins, on est tout d'abord surpris
par la réflexion suivante : Comment se fait-il que les
alcalins, qui occupent dans la thérapeutique une large
place parmi les médicaments altérants, aient pu être
employés avec avantage dans le traitement d'une maladie caractérisée essentiellement par un trouble profond
de la nutrition, une exagération de la désassimilation,
et qui aboutit fatalement à une cachexie profonde ; enfin, comment se fait-il que ces médicaments dits altérants agissent à la manière des reconstituants, en mo-
difiant principalement l'état général.

Les effets attribués aux médicaments altérants par les
auteurs classiques sont les suivants :

Ils modifient l'état du sang et des humeurs; ils les rendent moins propres à servir aux actes de la nutrition et à fournir des matériaux aux phlegmasies aiguës et chroniques. Le rôle spécial des alcalins en particulier est tel, qu'ils sont aussi nécessaires à l'accomplissement de certaines fonctions que l'oxygène est nécessaire à la respiration. Les physiologistes modernes les regardent comme indispensables à la production des phénomènes d'endosmose, de combustion, de digestion et de sécrétions. Etudions donc l'action des alcalins sur les diverses fonctions, mais établissons tout d'abord une distinction fondamentale dans cette action, suivant qu'ils sont donnés à petite ou à haute dose.

Digestion : De tout temps, les alcalins et les eaux alcalines, surtout les eaux bicarbonatées sodiques, ont été appliqués au traitement des troubles digestifs constituant cet ensemble d'états morbides, mal déterminés, qu'on désigne sous le nom de dyspepsie. Leur emploi était basé sur cette idée, que les troubles de l'estomac sont dus à une irritation produisant une sécrétion exagérée du suc gastrique, élément principal de la digestion stomacale, acide qu'il fallait neutraliser par l'emploi d'un sel alcalin. C'est donc une action purement chimique qu'on cherchait à obtenir. Telle était l'hypothèse qui avait conduit Rollo et ses successeurs à donner de l'eau de chaux aux diabétiques. Mais les ingénieuses expériences de Claude Bernard l'ont amené à formuler les deux lois suivantes :

1° Les alcalins activent la sécrétion acide des glandes gastriques ;
2° Les acides activent les sécrétions intestinale, pancréatique et biliaire.

De sorte que les alcalins à petite dose favorisent la digestion des aliments azotés; ils peuvent donc avoir une influence heureuse sur les fonctions de l'estomac; mais ce n'est pas en neutralisant chimiquement *les acidités* de la digestion gastrique. A trop haute dose, ou trop long-temps employés, les alcalins détruisent l'acidité de l'estomac indispensable à la digestion des matières albuminoïdes.

Si l'on voulait agir uniquement sur la muqueuse stomacale et sur ses produits de sécrétion, on pourrait administrer la potasse caustique sous forme de liqueur potassique. Mais on ne peut introduire dans l'économie qu'une quantité extrêmement faible de cet alcali, aussi son action est-elle toute locale et la quantité d'alcali absorbée est insuffisante pour agir sur les sécrétions, d'après Garrod. Au contraire, lorsqu'on administre les carbonates et les bicarbonates de ces alcalis, on peut en élever la dose de manière à neutraliser non-seulement l'acidité du suc gastrique, mais encore à rendre le sang plus alcalin et à modifier la sécrétion rénale. Ce sont surtout de hautes doses de bicarbonate qui permettent d'obtenir ces résultats.

De la régularisation des fonctions digestives résulte une amélioration de la nutrition et de l'assimilation, premier résultat dont le diabétique, si fréquemment dyspepsique, éprouve les heureux effets. Et si les théories de Rollo et de M. Bouchardat étaient exactes, les alcalins rempliraient déjà une indication capitale.

Action sur le sang. — A petite dose, les alcalins ne paraissent pas agir sur la viscosité du sang, mais à haute dose ils ont une action fluidifiante qui peut aller jusqu'à produire l'hémorrhagie; nous n'avons pas d'ailleurs à en tenir compte ici. Nous insisterons sur leur action chimique;

M. Cl. Bernard, dans sa vingtième leçon sur les liquides de l'organisme, s'exprime ainsi : « Le sang est un liquide alcalin, et cette propriété est tellement constante, que jamais on n'a pu trouver au sang une autre réaction sur l'animal vivant et dans des conditions physiologiques. »

La juste proportion des alcalins dans le sang donne à ce liquide la propriété de brûler les différents éléments qui y sont contenus ; c'est très-probablement en donnant au sang une composition qui favorise l'oxygénation qu'agissent les alcalins, que l'on a considérés comme des *agents respiratoires.*

Il y a longtemps déjà que les expériences de Chevreul et de Magnus ont prouvé que les alcalis favorisent par leur présence la combustion des matières organiques. Nous n'avons qu'à rappeler, comme preuve, la réduction si facile de l'oxyde de cuivre par la glycose, en présence des solutions alcalines, l'oxydation si lente d'une solution de tannin à l'air, et son oxydation rapide si l'on ajoute une petite quantité d'alcali.

Les expériences de M. Maurisset porteraient à penser qu'il se passe dans l'organisme ce qui se montre dans les vases inertes. Si l'on donne à des chiens des alcalins à doses assez élevées, l'urée est augmentée, au point de se prendre en masse très-abondante sous l'influence de l'acide azotique.

Quelle que soit, au surplus, l'explication du mode d'action des alcalins, l'exagération des combustions sous leur influence est incontestable. Nous venons de voir l'urée augmenter chez les animaux, ne voyons-nous pas par la même cause, chez l'individu atteint de gravelle urique, l'acide diminuer et l'urée augmenter de quantité ?

Sous l'influence des mêmes agents, l'obèse voit fondre son tissu adipeux, le diabétique lui-même, au moins à une certaine période, constate la diminution du sucre dans les urines. L'expérience a du reste démontré que si l'on exagère le traitement alcalin, l'intensité des combustions se porte sur tout l'ensemble de l'économie et se traduit par cette altération générale des solides et des liquides, qui a reçu le nom de *cachexie alcaline.*

On analyserait mieux la perturbation produite si l'on avait pu faire sur les animaux des expériences analogues à celles que l'on a tentées sur les végétaux. M. Frémy, arrosant un arbre avec une solution alcaline, a constaté qu'il ne donnait plus de fruits sucrés. D'après M. Martin Damourette, la vigne donne un raisin à peu près privé de sucre, si on l'arrose avec de l'urine ou avec une solution alcaline. On détruit ainsi le diabète naturel de la vigne en alcalinisant le suc de la plante.

Si la clinique déjà n'en avait démontré l'utilité, la conclusion naturelle de ces considérations serait l'indication des alcalins dans le traitement du diabète, soit que l'on interprète leur action par un excès d'alcalinisation du sang (Mialhe), par une oxygénation plus facile (Alvaro Reynoso), soit qu'on suppose une action encore mal déterminée sur la nutrition générale.

Action sur les sécrétions. — Nous trouvons une indication nouvelle dans l'action exercée par les alcalins sur les organes glandulaires. Pour le foie, nous sommes peu éclairés par les expériences physiologiques qui ne prouvent guère que la fluidification et une alcalinisation plus grande de la bile, surtout sous l'influence des sels de soude.

Les sels de potasse paraissent agir plutôt sur les reins ; mais la clinique a depuis longtemps démontré les bons résultats produits par les alcalins sur presque toutes les maladies hyperhémiques du foie (congestion, induration, hypertrophie).

L'influence de l'eau de Vichy sur la sécrétion urinaire est bien connue. Il résulte des nombreuses expériences faites par M. Darcet, qu'un verre d'eau de Vichy, qui renferme environ 75 centigrammes de bicarbonate de soude, pris le matin à jeun, ne suffit pas pour rendre l'urine alcaline; le seul effet produit est une diminution de l'acidité de ce liquide.

Deux verres, pris dans les mêmes circonstances, rendent, au contraire, l'urine alcaline sans en troubler la transparence. Les urines rendues pendant les huit à neuf heures qui suivent, conservent ces mêmes caractères, après quoi elles recouvrent leur acidité normale. Lorsque le nombre des verres d'eau de Vichy est porté à trois ou plus, les urines se montrent alcalines pendant vingt-quatre heures et conservent leur limpidité normale. Cette action se montre chez les diabétiques comme chez les autres malades.

Les sécrétions de la peau sont surtout modifiées par les sels ammoniacaux et en particulier par le phosphate d'ammoniaque. Les bains de Vichy produisent, lorsque l'eau n'est pas diluée, de la rougeur et une légère irritation du tégument externe. On admet, en général, que les alcalins dissous dans l'eau sont facilement absorbés par la peau, et un seul bain de Vichy suffit pour rendre les urines alcalines. On a cru d'abord que l'alcalinisation de l'urine était une preuve certaine que le sel de soude était absorbé par la peau. Mais il est démontré que la même modification dans la réaction des urines se produit à la suite d'un bain d'eau ordinaire, et alors l'alcalinisation de l'urine est due à l'activité plus grande imprimée aux fonctions de la peau et à l'élimination d'une plus forte proportion des principes acides de la sécrétion cutanée.

Les alcalins *intus et extra* sont donc naturellement

indiqués dans une maladie dont un des symptômes les plus remarquables est ordinairement une sécheresse extrême de la peau.

L'emploi des alcalins répond par conséquent à toutes les théories : diabète gastrique (Bouchardat), à la diminution de l'alcalinité du sang (théorie de M. Mialhe), à l'oxygénation insuffisante (Alvaro Reynoso), au diabète hépatique (Cl. Bernard, Pavy), enfin, il répond même à la théorie de M. Jaccoud qui fait du diabète une maladie générale.

Médication thermale.

Les résultats de la *médication thermale* sont difficiles à apprécier. Les causes des améliorations, si souvent signalées par les médecins des eaux, sont si complexes qu'il serait illogique d'attribuer exclusivement à la médication alcaline des guérisons où l'exercice musculaire, le changement de climat, l'interruption des occupations journalières, entrent, suivant nous, pour une part considérable. Ce qui justifie cette manière de voir, c'est que quelle que soit la station où le malade se transporte, souvent il éprouve exactement le même effet. Dans certains cas, cependant, l'état général du malade, les complications morbides créent des indications réelles ou des contre-indications absolues. Nous chercherons à les établir en nous aidant des renseignements que MM. Durand-Fardel et Senac ont bien voulu nous transmettre.

C'est à Vichy, en France, à Carslbad, en Allemagne, que les diabétiques se rendent pour suivre le traitement thermal alcalin.

Effets du traitement thermal. — Les effets obtenus par les eaux de Vichy peuvent se résumer de la façon suivante :

Dès la première ou la deuxième semaine, les diabétiques obtiennent une amélioration générale que l'on peut comparer à celle que l'on observe, lorsqu'on soumet des diabétiques vierges de tout traitement à une médication rationnelle. Cette amélioration porte sur l'ensemble des symptômes que nous allons examiner successivement.

Le premier effet du traitement par les eaux de Vichy est en général de diminuer la quantité du sucre contenu dans les urines. Cet effet ne manque presque jamais de se faire sentir dès la première semaine, quelquefois dès le second jour ; il n'y a que peu d'exceptions à cette règle. Cette action sur les conditions chimiques de l'urine persiste habituellement pendant toute la durée du traitement, à moins d'écarts de régime.

La quantité de l'urine diminue ordinairement dans la même proportion que la glycosurie ; en même temps l'urine se colore et reprend son odeur normale. Elle perd, aussi rapidement que dans les autres maladies, l'acidité qu'on lui trouve avant le traitement, et elle prend même des caractères franchement alcalins. Ce changement doit être considéré comme un simple phénomène d'élimination des principes introduits avec l'eau minérale. Dans les cas où l'urine des diabétiques contient de l'albumine, le traitement thermal n'a pas d'influence sur ce nouvel élément ; la quantité d'albumine persiste, malgré la diminution, ou même la disparition du sucre.

La soif et la sécheresse de la bouche sont promptement modifiées : les malades accusent sous ce rapport un soulagement immédiat. En même temps que la soif s'apaise, que les besoins de rendre les urines s'éloignent, le sommeil reparaît, et le moral ne tarde pas à se relever. Sous l'influence des eaux, le dégoût pour le régime animal diminue, les digestions lourdes et pénibles se régularisent, l'appétit reparaît.

L'action du traitement thermal sur les fonctions de la peau préoccupe beaucoup les médecins des eaux. Nous savons que chez la plupart des diabétiques, la peau ne fonctionne presque plus. La sécheresse extrême de la surface cutanée, sa rudesse, constituent un caractère important du diabète, mais non pas un caractère constant. Plusieurs diabétiques, bien que la maladie date de longtemps et soit grave, ne cessent pas de transpirer.

Selon les médecins de Vichy, le traitement diététique serait impuissant à rétablir ces fonctions cutanées, tandis que, sous l'influence du traitement thermal, la peau s'adoucit, s'assouplit. Il est rare pourtant de voir des sueurs abondantes s'établir : les eaux de Vichy agissent comme dans tant d'autres maladies chroniques dont l'atonie de la peau est un des caractères; les fonctions se rétablissent lentement et graduellement.

La constipation est ordinaire chez les diabétiques, elle paraît tenir surtout à l'amoindrissement des sécrétions intestinales. Les eaux de Vichy n'agissent que très-lentement, et secondairement, sur cette constipation ; mais on obtient d'excellents résultats des douches ascendantes qui, continuées avec un peu de suite, parviennent quelquefois à rétablir définitivement les fonctions du gros intestin.

L'amélioration de l'état général, le retour des forces musculaires, du moral, du sommeil, suivent de très-près les changements subis par l'urine et par les symptômes essentiels du diabète. C'est cette sensation très-nette de bien-être qui caractérise surtout l'effet du traitement thermal, et c'est pour cette raison qu'il est si souvent nécessaire pour compléter l'action insuffisante du traitement purement diététique.

Le tableau suivant, dû à l'obligeance de M. Durand-Fardel, a pour objet de montrer dans quelle proportion le sucre a diminué, dans une série de cas, sous l'influence directe du traitement thermal. Il a été tenu compte du temps qui s'était écoulé, non pas depuis l'origine de la maladie, toujours difficile à préciser, mais depuis sa constatation. Tous ces malades avaient été soumis au régime diététique rationnel plus ou moins sévère. La plupart avaient pris des alcalins sous forme de bicarbonate de soude ou d'eau de Vichy. Un très-petit nombre avaient été soumis à d'autres médications. On a noté exactement la quantité de sucre qu'ils perdaient à leur arrivée, la durée du traitement, et la quantité de sucre trouvée à la fin. Aucune autre médication n'a été combinée avec le traitement thermal. Il faut noter qu'au point de vue diététique, ces malades étaient dans des conditions moins favorables que chez eux, mangeant et vivant à des tables d'hôte, où ils ne trouvaient pas des mets en rapport avec leur alimentation habituelle.

LE DIABÈTE a été reconnu et traité depuis	SUCRE à l'arrivée à Vichy.	DURÉE du traitement thermal.	SUCRE au départ.
1 Quelques mois	14 grammes	15 jours	4 grammes.
2 1 an	16 gr.	20 jours	3 grammes
3 Plus. années	20 gr.	20 jours	traces.
4 2 ans	20 gr.	15 jours	15 grammes.
5 4 ans	25 gr.	après 6 jours	17 grammes.
—	—	après 25 jours	1 gramme.
6 5 ans	3 gr.	13 jours	0
7 6 mois	15 gr. (ur. matin)	18 jours	4 grammes.
—	15 gr. (ur. soir)	—	12 grammes.
8 4 mois	40 gr.	16 jours	12 grammes.
9 Quelques mois	varie de 4 à 25 gr.	15 jours	0

	LE DIABÈTE a été reconnu et traité depuis	SUCRE à l'arrivée à Vichy.	DURÉE du traitement thermal.	SUCRE au départ.
10	6 mois.	55 grammes.	1 mois.	48 grammes.
11	2 ans.	12 gr.	1 mois	traces.
12	3 mois.	25 gr. matin.	20 jours.	0
	—	41 gr. soir.	—	4 grammes.
13	Plus d'un an.	16 gr.	20 jours.	14 grammes.
14	Plus. années	6 gr.	15 jours.	0
15	Indéterminé.	16 gr.	20 jours.	12 grammes.
16	6 ans.	33 gr.	30 jours.	0
17	3 ans.	50 gr.	30 jours.	16 grammes.
18	Quelques mois.	8 gr.	25 jours.	4 grammes.
19	Qq. semaines.	76 gr.	30 jours.	4 grammes.
20	18 mois.	53 gr.	12 jours.	23 grammes.
21	6 mois.	63 gr.	20 jours.	6 grammes.
22	Plus. années	14 gr.	20 jours.	7 grammes.
23	1 an.	52 gr.	35 jours.	29 grammes.
	Même sujet rev.	29 gr.	20 jours.	5 grammes.
24	Plus. années	40 gr.	20 jours.	30 grammes.
25	1 an.	51 gr.	16 jours.	38 grammes.
26	3 ans.	45 gr.	20 jours.	28 grammes.
27	8 mois.	29 gr.	20 jours.	4 grammes.
28	Quelq. mois.	48 gr.	30 jours.	8 grammes.
29	5 ans.	18 gr.	20 jours.	5 grammes.
30	1 an.	50 gr.	30 jours.	50 grammes.
31	1 mois.	60 gr.	26 jours.	0
32	Récent.	50 gr.	20 jours.	10 grammes.
33	3 mois.	15 gr.	20 jours.	1 gramme.
34	3 mois.	12 gr.	8 jours.	3 grammes.
	—	—	12 jours (nouv. fâch⁽ˢᶜ⁾)	12 grammes.
	—	—	12 jours.	3 grammes.
35	6 ans.	60 gr.	15 jours.	33 grammes.
36	Plus. années	40 gr.	40 jours.	10 grammes.
37	Plus. années	4 gr.	20 jours.	traces.
38	8 mois.	33 gr.	25 jours.	16 grammes.
39	2 ans.	68 gr.	20 jours.	12 grammes.

Le traitement thermal se composait de bains minéraux à 34°, d'eau minérale en boisson, de douches chaudes de 34 à 40°. La gymnastique combinée avec l'hydrothérapie a quelquefois été jointe au traitement thermal.

Il n'y a point à Vichy de source spécialement affectée au traitement du diabète; l'action des sources chaudes (Grande-Grille), tièdes (Hôpital), ou froides (Célestins), ferrugineuses (Mesdames ou Lardy), dépend d'indications relatives à l'état des voies digestives et à celui de la constitution générale.

Durée du traitement. — D'après les médecins de Vichy, la durée du traitement thermal devrait n'être jamais de moins d'un mois; il serait profitable de s'y soumettre au commencement et à la fin de la saison thermale : en mai et en septembre.

Le traitement thermal du diabète demande à être surveillé. Bien que les diabétiques tolèrent en général de grandes quantités de boissons, il est rare qu'ils puissent, sans inconvénient, prendre plus de 4 à 6 verres (de 120 gr.) d'eau minérale par jour.

Effets consécutifs. — Il est très-important de connaître la durée des résultats obtenus par le traitement de Vichy; quelquefois le sucre reparaît immédiatement après le traitement, s'il a disparu, ou reprend ses proportions antérieures s'il n'a fait que diminuer, alors même que l'amélioration générale se soutient. Cependant il se passe des périodes assez longues pendant lesquelles les malades, s'ils se maintiennent dans des conditions favorables, conservent le bénéfice des résultats obtenus.

Effets suivant les formes de la maladie. — Les eaux de Vichy sont très-utiles, surtout aux diabétiques obèses. Elles conviennent beaucoup moins aux diabétiques maigres et névropathiques; chez eux, on obtient bien plus difficilement une réduction dans la quantité du sucre.

Chez les diabétiques atteints de goutte, de gravelle, ces eaux conviennent très-bien. Elles sont parfaitement

indiquées dans cette forme du diabète que quelques au--
teurs ont dénommé diabète goutteux. Les eaux de Vichy
conviennent beaucoup moins aux individus affaiblis par
suite d'hémorrhagies, de diarrhées prolongées, de cachexie paludéenne, et, en général, de cachexie des pays
chauds. Enfin, dans les cas d'épuisement du système
nerveux, et c'est un accident fréquent chez les diabétiques, les eaux de Vichy réussissent mal.

Contre-indications : S'il y a la moindre prédisposition à la phthisie pulmonaire, les eaux de Vichy sont
formellement contre-indiquées d'après M. Durand-Fardel.
C'est donc avec la plus grande réserve qu'il faut recommander le séjour de ces thermes aux jeunes sujets.

Certains diabétiques ont facilement la fièvre, peu d'appétit, des accidents névropathiques ; chez eux, le traitement thermal réussit peu, il est mal toléré et demande
une surveillance particulière dans son administration.

Ces diabétiques névropathiques ont quelquefois de
l'affaiblissement paralytique des membres : ce sont en
général des individus maigres, peu avancés en âge, et
d'une excitabilité nerveuse remarquable. L'existence de
phénomènes de ce genre, si elle ne contre-indique pas
formellement le traitement thermal de Vichy, paraît
diminuer singulièrement les ressources que l'on peut
tirer de son emploi. Les malades supportent assez difficilement les eaux ; l'amendement graduel et continu, que
l'on observe dans la plupart des cas de diabète, n'a lieu
chez eux qu'incomplétement et par secousses, et parfois l'urine subit les changements les plus favorables au
point de vue de la diminution du sucre, sans que les
autres symptômes en paraissent influencés.

Il n'y a pas à redouter chez les diabétiques les accidents auxquels sont exposés les goutteux qui font un

usage irrationnel des eaux de Vichy. Un point important à observer du reste dans l'opportunité de la prolongation du traitement ; mais il est très-difficile d'établir des règles générales, car la durée du traitement doit varier avec chaque malade.

Nous pouvons cependant signaler quelques symptômes annonçant *la suffisance*, ce sont le retour de la courbature, l'affaiblissement musculaire, la perte d'appétit.

Accidents qui peuvent être attribués au traitement de Vichy. — Les bons effets que presque tous les diabétiques retirent d'un séjour à Vichy, portent principalement sur l'ensemble des symptômes morbides et surtout sur l'état général, mais cela ne constitue pas une guérison ; chez les diabétiques vrais, ceux que M. Durand-Fardel appelle diabétiques diathésiques, le sucre, même s'il disparaît totalement pendant le séjour à Vichy, ne tarde pas à reparaître, au bout de deux à trois mois, chez presque tous les malades. Il est vrai qu'il faut faire la part des écarts de régime auxquels se refuse rarement un malade qui se croit complétement guéri. D'un autre côté, il arrive souvent que les malades préfèrent prolonger leur séjour et même élever à plus haute dose que le médecin ne le prescrit, la quantité d'eau minérale. De là des accidents qui peuvent être fâcheux, bien qu'ils se rencontrent plus rarement chez les diabétiques que chez les goutteux.

L'action de la médication thermale de Vichy, avons-nous dit, se réduit à une excitation produite sur l'ensemble de l'économie et sur les divers appareils de l'organisme : excitation tantôt physiologique, tantôt révulsive, suivant les conditions dans lesquelles on emploie es eaux. Cette médication peut devenir un moyen perturbateur des plus funestes, et tourner non plus à l'avantage, mais au détriment des malades (1).

Il arrive souvent que les malades eux-mêmes viennent accuser, au bout d'un certain temps de traitement, un ensemble de symptômes qui annoncent la saturation alcaline : insomnie, malaise général, perte de l'appétit et troubles digestifs. Il est prudent alors de suspendre et même de cesser la médication.

Certains médecins, Barthez (2) et Petit entre autres, se sont placés à un tout autre point de vue ; ils n'ont vu, dans la médication, que le médicament alcalin chargé de détruire à tout prix l'acide urique quand il s'agit de la goutte, le sucre, quand il s'agit du diabète, et ils administrèrent les eaux en quelques conditions que se trouvât le malade, sans avoir égard à l'état général ni aux complications qui pouvaient se présenter. Pour ces médecins, le but essentiel à atteindre était de faire absorber la plus grande quantité possible de bicarbonate de soude, par conséquent de forcer la dose de l'eau thermale, dans toutes les formes de la maladie.

Il fut un temps où Barthez, médecin à Vichy, cherchait par l'examen des sécrétions, à placer ses malades dans des conditions régulières d'alcalinisation. « A cet effet, dit-il, le meilleur moyen consiste à constater tous les matins, dans les humeurs, et en particulier dans l'urine et les sueurs, à l'aide des papiers réactifs de curcuma et de tournesol, la quantité d'eau minérale alcaline nécessaire à chaque individu pour l'élever au degré de saturation nécessaire, afin de pouvoir, par ce moyen bien

_____

(1) *Blondeau*, Des inconvénients de la médication thermale, et de Vichy en particulier, dans le traitement de la goutte. (Th. de Paris, 1851.)

(2) Guide pratique des malades aux eaux de Vichy. Paris, 1849, p. 150.

simple, diminuer ou augmenter la dose, suivant qu'il y a dans le corps excès ou insuffisance d'alcalinité. »

Ainsi, d'après Barthez, ce n'est plus la prédisposition individuelle, ce n'est plus la nature du mal qu'il faut consulter ; l'examen des urines et des sueurs devient le guide unique, la règle absolue à suivre. Dans ce singulier système, la maladie n'existe pas, encore moins le malade ; on ne voit qu'un fait, un acide contenu dans le sang et les humeurs sécrétées, et qu'il faut neutraliser forcément.

« Aussi chaque matin, avant de prendre la quantité de verres qui leur est présentée, les malades croient-ils nécessaire de plonger dans leur vase de nuit un papier de tournesol légèrement rougi par un acide, et c'est de la teinte bleue que ce papier va acquérir que viendra l'indication de la quantité plus ou moins grande d'eau à boire, suivant que cette coloration sera plus ou moins faible. Dans un système aussi facile, le médecin n'a rigoureusement rien à voir dans le traitement par les eaux alcalines ; le malade n'a plus besoin de lui pour diriger sa médication, et c'est peut-être la raison qui a fait adopter avec un si grand enthousiasme, à Vichy, cette *médecine des petits papiers*, comme l'appelle M. le Dʳ Prunelle. Beaucoup de malades, après avoir obtenu d'un médecin l'autorisation sans laquelle ils ne pourraient pas prendre de bains minéraux, se munissent des précieux réactifs qui seront désormais leur principal, pour ne pas dire leur unique conseiller, dans la médication qu'ils entreprennent. D'après la coloration bleue plus ou moins vive du tournesol rougi, la teinte plus ou moins briquetée du curcuma, ils vont chaque jour modifier leur traitement et chercher la saturation, au lieu de chercher la santé. On aurait peine à croire à cette manière de procéder en médecine, si chaque jour, a Vichy, on n'était à même d'en être témoin (1) ; car, parmi les malades, même des plus sages, il en est peu qui sachent vaincre l'attrait irrésistible de connaître, surtout par un moyen simple et rapide, les progrès de la cure ou tout au moins l'action du remède. Est-il besoin d'insister sur l'étrangeté d'une aussi singulière pratique, conséquence exagérée sans doute, toute naturelle pourtant, de ce principe, qu'il faut chercher à neutraliser l'acide urique, pour détruire dans ses racines la maladie que cet acide constitue ? » Sans accorder une semblable confiance au criterium tiré de l'examen des urines et des sueurs, M. Petit (2) ne craint pas de porter à des doses énormes les quantités d'eau minérale qu'il prescrit ; il « commence toujours par des doses *modérées*, cinq à six verres par exemple, et un bain ; et s'il voit que les malades les supportent bien, il ne tarde pas à leur en prescrire douze à quinze verres, et un bain par jour. Chez quelques malades, ajoute-t-il, on peut quelquefois porter cette dose jusqu'à vingt et même vingt-cinq verres par jour, soit à jeun, soit aux repas (3). » Il ajoute encore, il est vrai, deux pages plus loin : « Je n'ose pas dire cependant, bien que cette conclusion pourrait résulter de l'appréciation rigoureuse des faits, que la guérison de la goutte soit d'autant plus assurée que l'alcalinisation a été plus considérable, parce que je ne voudrais pas encourager la fâcheuse tendance qu'ont presque toujours les malades à exagérer les remèdes ; que je ne crois pas ces doses élevées indispensables au traitement ; que je suis persuadé, au contraire, que si ces doses étaient continuées très-longtemps, elles

(1) Cette page est extraite de la thèse de M. Blondeau, faite en 1851. Nous savons pertinemment qu'aujourd'hui aucun médecin de Vichy ne tolère cette pratique.

(2) Traité de la goutte, par Petit, p. 23.

(3) Loc. cit., p. 367.

pourraient avoir des inconvénients sur la santé générale (1). » Sans parler maintenant de ces inconvénients,
et, pour mieux dire, de ces dangers déplorables, que
Cullen avait déjà signalés comme étant les résultats de
l'abus des alcalins (*Médecine pratique*, § 354), et qui ont
été décrits depuis sous le nom de *cachexie alcaline*, on
peut dire déjà : dans cette façon même de l'administrer
dans toutes les formes et à toutes les époques de la goutte, se
trouvent les dangers de la médication par les eaux de
Vichy.

Il est juste de répéter qu'aujourd'hui, aucun médecin
de Vichy n'est partisan de cette alcalinisation qui, du
reste, est antiphysiologique. Tous admettent que les
eaux de Vichy ont sur l'économie une action commune
à toutes les eaux thermales, et produisent, entre autres effets, l'excitation de l'organisme, excitation parfois physiologique, mais qui peut dans certains cas devenir
exagérée, au point de déterminer des hémorrhagies
par exemple. Aussi les propriétés excitantes des eaux
de Vichy constituent-elles une contre-indication for-
melle dans la grande classe des maladies chroniques
qui se produisent surtout par l'évolution de produits
morbides tels que le tubercule.

En terminant ce chapitre, nous ne pouvons mieux résumer l'action des eaux de Vichy sur le diabète qu'en
citant ces lignes d'un travail de M. Durand-Fardel (2) :

« Il ne faut pas se hâter de voir dans les eaux de
Vichy une médication chimique et spécifique du diabète,
puisque par d'autres médications de nature différente,
on peut obtenir des effets thérapeutiques analogues, et
quelquefois aussi prononcés, bien qu'aucune, il fau
le dire, n'approche de celle de Vichy pour la sûreté et

(1) Loc. cit., p. 369.
(2) Bulletin de thér., 1854, t. LXVI.

la régularité de ses résultats dans la grande majorité des cas. Il faut remarquer surtout qu'une telle médication agissant dans le sens de la théorie de la médication alcaline devrait posséder quelque vertu curative, dans les cas légers au moins, tandis qu'elle ne nous montre qu'une action purement palliative, fort supérieure par le degré qu'elle atteint, mais fort semblable, pour la marche et la physionomie qu'elle affecte, à la médication purement diabétique. »

Les *eaux de Carlsbad* jouissent, au delà du Rhin, d'une réputation égale à celles de Vichy en France. Elles ont la même composition (bi-carbonatées sodiques), et ne présentent de différence qu'au point de vue de la température qui est plus élevée à Carlsbad qu'à Vichy. Toutes deux paraissent exercer une action analogue ; mais, le plus souvent, ne guérissent pas radicalement, bien que le sucre puisse disparaître pendant le traitement pour reparaître au bout de quelques mois. Ces eaux agissent en relevant l'état général, en rétablissant les forces, et surtout en ramenant à l'état normal les fonctions génésiques.

Nous empruntons à un travail consciencieux du professeur Seegen les conclusions suivantes (1) : « Toujours, et même dans les formes les plus graves du diabète, l'eau de Carlsbad domine les symptômes les plus pénibles, tels que la sécheresse de la bouche, la soif brûlante et les envies d'uriner. Les diabétiques se trouvent soulagés pendant la saison des eaux.

« L'emploi de l'eau minérale a pour effet de diminuer la proportion du sucre chez la plupart des diabétiques. Dans plus de cent cas que j'ai eu l'occasion d'observer à Carlsbad, il n'y en a que dix ou douze dans lesquels cette

____

(1) *Seegen,* Arch. gén. de méd., VIe série, 1867, vol. IX, p. 295.

diminution n'ait été que faible ou nulle. Dans les autres cas, le sucre disparaît complétement de l'urine.

« L'action de l'eau minérale produit surtout l'enrayement des accidents concomitants du diabète, et peut se résumer en ces mots : diminution dans la formation du sucre quand les troubles de la nutrition ne sont pas trop avancés, et qu'il est possible de remplacer, par une nourriture animale appropriée, les éléments organiques employés à la formation du sucre. On peut, par l'usage annuel et continu des eaux, maintenir le malade dans un état de bien-être relatif et prolonger son existence de plusieurs années. »

On a encore conseillé aux diabétiques l'emploi des eaux minérales de :

> Cusset (bicarbonatées solides);
> Pougues (bi-carbonatées calcaires);
> Royat (ferro-carbonatées acidules);
> Gastein (sulfatées sodiques);
> Balaruc (chlorurées sodiques);
> Bourbon-l'Archambault (chlorurées sodiques);
> Kissingen et Niederbrunn (chlorurées sodiques).

Ces eaux minérales, alcalines pour la plupart, semblent avoir été utiles à certains malades. Mais les cures radicales qui leur sont attribuées sont peu nombreuses. M Le Bret (1) en a publié une qui serait due à l'emploi des eaux de Balaruc. M. Regnault (2) en attribue une autre à celles de Bourbon-l'Archambault. En somme, les eaux minérales alcalines semblent le plus souvent amener une rapide décroissance dans les proportions du sucre. L'observation suivante montre que certains malades obtiennent cette diminution, ou même la suppres-

(1) Annales de la Société d'hydrologie, t. I
(2) *Ibid.*

sion de la glycosurie, dans presque toutes les stations minérales auxquelles ils se rendent.

M. Hédouin connaît un ancien chef d'institution de Paris qui est glycosurique depuis vingt ans ; il est âgé de soixante-neuf ans. Il a toujours conservé l'apparence de la plus belle santé. La soif est le premier symptôme qui ait fait rechercher la présence du sucre dans son urine ; on en a trouvé des quantités qui ont beaucoup varié, mais qui se sont élevées jusqu'à 70 et 74 grammes.

Cet homme, depuis longtemps, va chaque année aux eaux minérales ; il est allé à Vichy et très souvent à Carlsbad. En 1865, on lui conseilla d'aller à Evian. Après quelques jours passés dans cette résidence, dont l'eau minérale ne contient, par litre, qu'une quantité insignifiante de principes minéraux, il fut très-étonné de constater que son urine ne contenait plus un atome de sucre. En 1868 il est allé à Niederbrunn, et, de même qu'à Carlsbad, il s'est très-bien trouvé de ces eaux.

2° MÉDICAMENTS OXYDANTS.

Permanganate de potasse. — Chlorate de potasse. — Inhalations d'oxygène. — Peroxyde d'hydrogène.

Le but des médecins qui ont prescrit les médicaments de ce groupe a été de fournir au sucre contenu dans l'appareil circulatoire un élément comburant plus abondant ou plus actif. On peut introduire l'oxygène dans l'économie par deux voies : par le tube digestif ou par le poumon.

M. Sanpson (1) a administré par les voies digestives

(1) *Georges Sanpson*, Lancet, feb. 19, 1853, p 189.

le *chlorate de potasse* et le *permanganate de potasse*. Le chlorate de potasse ne donna aucun résultat. Le permanganate de potasse lui parut modifier avantageusement la dyspepsie qui accompagne si fréquemment le diabète et surtout diminuer d'une façon très-notable la quantité des urines; l'amélioration de la santé générale a été de plus très-rapide. Il prescrivait le permanganate de potasse à la dose de 0 gr. 05 à 0 gr. 15., en solution dans trois ou quatre cuillerées d'eau, 3 fois par jour, un peu avant le repas.

Le permanganate de potasse calme rapidement la soif, si pénible dans le diabète, mais la langue se recouvre habituellement d'un enduit brun. Toutefois M. Sanpson ne croit pas que ce soit une indication de cesser l'emploi du médicament.

Les tentatives destinées à porter directement sur la surface pulmonaire le gaz comburant ont été plus nombreuses. Bobière proposa des *inhalations d'eau chlorurée* pour activer la respiration. Voici la théorie en vertu de laquelle ce médecin conseillait l'emploi de ce moyen. D'après lui, le chlore, très-avide d'hydrogène, décomposerait l'eau dans l'organisme, et laisserait en liberté de l'oxygène à l'état naissant, c'est-à-dire dans les conditions les plus favorables pour de nouvelles combinaisons. Outre que cette théorie est peu acceptable au point de vue chimique, l'expérience a fait rejeter l'emploi des inhalations proposées par Bobière. L'odeur insupportable du chlore rendit ce traitement impraticable. Quand M. Reynoso (1) eut formulé sa théorie, les médecins se trouvèrent autorisés à faire de nouveaux essais. Mais dès 1859 M. Reynoso protesta contre cette déduction que l'on voulait tirer de ses travaux.

---

(1) *A. Reynoso.* Sur la présence du sucre dans les urines.

« Il est possible que les *inspirations d'oxygène*, dit M. Reynoso, aient produit de bons résultats dans la pratique ; mais je suis sûr que ces effets ne peuvent pas être attribués à ce que la combustion ait été augmentée ; car MM. Regnault et Reiset (1) ont prouvé que la respiration des animaux de diverses classes, dans une atmosphère renfermant deux ou trois fois plus d'oxygène que l'air normal, ne présente aucune différence avec celle qui s'exécute dans l'atmosphère terrestre. »

L'auteur rejette donc les inspirations oxygénées. Cependant on les essaya encore en Allemagne, et en 1859 Griesinger déclare que ce traitement ne lui a donné aucun résultat favorable ou en tout cas appréciable. Théoriquement, pour lui aussi, les inhalations ne peuvent agir, puisque les analyses de Gorup ont montré que l'ozone n'agissait pas sur le sucre en l'oxydant. Il rejette en même temps l'emploi des inhalations de chlore humide, etc.

La même année, en Angleterre, le Dr Birch (2) signala un cas de diabète dans lequel, après avoir soumis le malade aux inhalations d'oxygène, il obtint une amélioration de l'état général, l'augmentation du poids du corps et des forces, la diminution notable de la quantité des urines. Ce cas semble plus favorable à cette médication ; cependant il est à remarquer qu'il n'y a pas eu guérison, mais amélioration de l'état général.

M. Bérenger-Féraud (3), à l'imitation de M. Demarquay, fit faire des inhalations d'oxygène à deux diabétiques. Ces inhalations de 20, 30, 40, 50 litres d'oxygène eurent pour résultat de faire baisser la quantité de sucre contenue dans l'urine, dans la proportion de 8 grammes 20 par litre à 2 grammes 60 pour le premier malade, et dans la

(1) Annales de chimie et de physique, t. XXVI, p. 517.
(2) Dr *Birch*, Brit. med. journal, 1859.
(3) *Bérenger-Féraud*, Bull. de thérap., 1864, vol. LVII, p. 217.

proportion de 24 grammes 50 à 12 grammes 20 chez le second. L'expérience dura une fois sept jours, l'autre fois douze. M. Bérenger-Féraud reconnaît que ces essais sont encore insuffisants. D'ailleurs il insiste sur ce point que c'est un moyen palliatif, et non un traitement curatif du diabète. En admettant que l'oxygène réussisse à brûler une partie du sucre en excès, il n'empêche jamais sa formation.

M. Richardson (1) dans des expériences physiologiques sur le *peroxyde d'hydrogène* montra que sa solution a la propriété d'artérialiser le sang veineux, de réveiller les contractions du cœur gauche, de ramener les muscles, déjà en rigidité cadavérique, dans des conditions telles qu'ils puissent se contracter de nouveau sous l'influence d'un excitant. M. Richardson en conclut que l'eau oxygénée est un oxydant et qu'on doit l'employer dans les maladies caractérisées par le défaut d'oxydation : fièvres lentes, tétanos, diabète, etc.

Plusieurs médecins répondirent à cet appel. M. John Day (2) de Geelong (Australie), donna le peroxyde d'hydrogène (à la dose de 2 grammes de solution éthérée dans 30 grammes d'eau distillée), trois fois par jour. Il l'employa dans un cas qui semblait, dit-il, désespéré ; au bout de quelques jours, le malade pouvait se croire guéri.

MM. Samuel Bayfield (3) et Atkinson (4) publièrent des résultats aussi heureux, obtenus par les mêmes moyens.

D'après les observations ci-dessus, l'emploi du peroxyde d'hydrogène serait donc une méthode digne d'en-

(1) *Richardson*, Recherches sur le peroxyde d'hydrogène, 1860, Med. Times, oct. 20, p. 382.

(2) *John Day*, Lancet, t. II, 1868, p. 45.

(3) *S. Bayfield*, British med. journal, 17 oct. 1868, p. 123.

(4) *Atkinson*, Lancet, 1868, vol. I, p. 182.

trer dans la pratique. Il est incontestable, d'après les faits rapportés, qu'elle peut donner de bons résultats ; elle semble particulièrement agir en relevant les forces du malade et en activant sa nutrition.

En effet, si on accepte les expériences de Gorup, il semble difficile que l'oxygène agisse directement sur le sucre du sang. D'après lui, l'oxydation du sucre ne se ferait pas, et enfin, si nous nous reportons aux enseignements fournis par la physiologie, nous trouvons que l'oxygène se fixe exclusivement sur les globules, et par conséquent ne peut agir sur les substances dissoutes dans le sang.

3º TEINTURE D'IODE.

La teinture d'iode paraît exercer parfois une grande influence sur la quantité de sucre perdue par les diabétiques. M. Bérenger-Féraud (1), sur les indications de M. Ricord, a employé ce médicament chez deux hommes diabétiques et chez un singe atteint de la même maladie ; il a vu qu'il a pour effet de diminuer très-rapidement le sucre des urines à un moment donné. Quand on commence le traitement d'un diabète intense, ou bien lorsque dans un diabète soigné depuis plus ou moins de temps, on voit, sous l'influence d'un écart de régime, d'une émotion morale, d'un excès vénérien, de fortes proportions de sucre reparaître intempestivement, les moyens hygiéniques seuls, les alcalins, l'hydrothérapie sont toujours trop lents à le faire diminuer, et il est bon d'y joindre un traitement pharmaceutique. C'est dans ces cas que la teinture d'iode serait appelée à rendre de grands services, en faisant baisser

(1) Bull. de thér., 1865.

en peu de temps le chiffre du sucre urinaire. Le malade serait bientôt revenu à des conditions meilleures qui lui permettraient de suivre un régime sévère et curatif.

La teinture d'iode est donnée dans 100 grammes d'eau en une fois, dix minutes avant le repas. On commence par cinq gouttes le premier jour, le lendemain, on donne cinq gouttes le matin et le soir, et l'on arrive bientôt à en faire prendre au malade dix gouttes avant le dîner et dix gouttes avant le déjeuner.

4° EXERCICE MUSCULAIRE.

L'exercice musculaire se rattache encore à la médication qui a pour but de détruire le sucre en excès dans l'organisme. Les expériences les plus récentes prouvent en outre que le travail des muscles se fait surtout aux dépens des matières non azotées que l'alimentation fournit; le sucre en nature ou les substances amylacées qui le produisent peuvent donc se détruire avec grand profit pour le diabétique et s'utiliser dans la production du travail musculaire. On verra des observations de diabétiques chez lesquels la maladie semble avoir eu pour cause une vie très-sédentaire et s'est guérie sous l'influence d'un exercice musculaire bien dirigé. Pour M. Bouchardat, les professions sédentaires fournissent à la statistique du diabète le plus grand nombre de malades. Ces cas dans lesquels l'observation clinique vient à l'appui des idées inspirées par les données de la physiologie seront rapportés plus loin avec les détails qu'ils comportent. Les théories elles-mêmes devront être discutées, car sur ce point les idées physiologiques se sont profondément modifiées dans ces dernières années. Mais avant tout, je crois devoir citer les faits qui mon-

trent que les notaires, d'après le savant professeur, auraient le triste privilége d'être spécialement exposés à
cette maladie. « Combien de fois, dit-il, m'est-il arrivé,
en voyant entrer dans mon cabinet un homme de cinquante ans, à figure grave, à mise soignée, avec cravate
blanche, arrivant des départements pour me consulter,
de lui dire tout d'abord : Monsieur, vous êtes notaire, et
de recevoir l'aveu de l'exactitude de mon diagnostic professionnel.

« Les notaires sont glycosuriques, parce qu'ils sont
assidus à leur étude ; retenus par de nombreux clients,
ils n'ont souvent le temps que de faire un seul repas trop
copieux, ou, quand ils en font deux, ils avalent les morceaux sans les mâcher ; puis ils sont généralement
riches, et ils ne dédaignent pas une table bien servie.

« A côté des notaires, je suis convaincu que je ne me
trompe point en plaçant les curés de grandes villes ; la
glycosurie s'observe fréquemment chez eux, et cela se
comprend sans peine. L'observance du jeûne conduit à
un repas journalier très-abondant ; les heures passées
aux offices, au confessionnal, sont des heures de repos
corporel presque absolu. On reconnaît là les conditions expérimentales de la fréquence relative de l'évolution de la glycosurie.

« J'ai été consulté pour eux-mêmes par beaucoup de mes
confrères. Les médecins ne sont pas épargnés par la glycosurie : elle s'attaque ordinairement aux consultants
privilégiés de la fortune, qui sont loin de fuir les bons
repas ; elle atteint aussi le médecin de campagne qui,
pour satisfaire aux exigences d'une grande clientèle disséminée, ne quitte pas sa voiture, s'y endort souvent, et,
pressé par ses devoirs professionnels, fait des repas trop
rapides et trop abondants.

« Toutes les positions sociales dans lesquelles l'homme

trouvera une *grande aisance* unie aux préoccupations d'affaires et aux repos du corps, fourniront un large contingent à la glycosurie.

« Je ne crois pas me tromper beaucoup en disant : *Sur vingt hommes de quarante à soixante ans*, appartenant aux assemblées législatives, aux grandes sociétés savantes, aux positions élevées du commerce ou de la finance, et même de l'armée, on est sûr de trouver *un glycosurique.*

« Une grande aisance, l'âge aidant, conduit à l'insuffisance du travail corporel ; les repas trop copieux se renouvelant chaque jour mènent à la saturation glycogénique. Survienne une grande préoccupation, la glycosurie éclate, et elle se continue, s'établit, se transforme en habitude morbide avec tous ses dangers, toutes ses fatales complications, parce qu'on descend toujours sur la même pente. »

Les heureux effets de l'exercice musculaire ont été reconnus avant que toute opinion physiologique vînt en éclairer l'influence sur l'organisme. Ce qui fait la valeur de ces observations, c'est qu'elles n'ont certainement pas été publiées pour soutenir une opinion préconçue.

M. Costes (1), de Bordeaux, a rapporté plusieurs passages de Celse, de Van Swieten et de Pinel, relatifs à la guérison du diabète par les seules pratiques hygiéniques, et en particulier par l'exercice au soleil.

Indépendamment de ses observations statistiques sur l'étiologie du diabète, M. Bouchardat a recueilli de nombreuses observations cliniques sur les avantages de l'exercice musculaire (2). L'exercice ne fait pas seule-

---

(1) *Costes.* Quelques réflexions sur le diabète sucré. Bordeaux, 1846.

(2) *Bouchardat*, Comptes rendus de l'Académie des sciences, 3 juillet 1848.

ment diminuer et même disparaître le sucre de l'urine, mais il rend aux malades toutes les apparences de la santé. Il ne faut pas se laisser fléchir par les malades, qui, à cause de leur faiblesse, ont une grande répugnance pour l'activité physique ; il ne faut pas non plus considérer comme une contre-indication le commencement de la phase cachectique. M. Bouchardat cite, en effet, des cas dans lesquels les malades en étaient venus à ne plus quitter leurs fauteuils et cependant l'exercice progressivement augmenté leur permit au bout d'un certain temps de se livrer à la marche en plein air, puis aux travaux plus durs du jardinage (1), etc.

Il recommande « aux hommes la chasse, l'escrime, les exercices militaires, ramer, patiner, les jeux de paume, de billard, de boule, de criquet, etc., en un mot tous les jeux actifs ; sans oublier les travaux manuels ordinaires, tels que les opérations de scier, fendre du bois, de tourner, etc., les travaux actifs du labourage et du jardinage : bêcher, piocher, rouler la brouette, etc. Parmi ces exercices chacun choisit celui qui lui convient et qui prend du charme par l'habitude.

« Pour les femmes, dit-il encore, nous prescrivons les travaux les plus actifs du ménage, surtout ceux qui commandent l'action des jambes ; Piano à pédale, la danse, etc. » En résumé, des exercices gymnastiques de toute nature.

L'expérience des médecins avait donc montré l'heureuse influence de l'exercice musculaire sur le diabète, et cela en dehors de toute théorie. Voyons maintenant ce que la physiologie enseigne aujourd'hui sur le rôle que jouent les féculents dans la production du travail mécanique effectué par les muscles.

(1) *Bouchardat*, annuaire 1865, p. 291.

Les travaux de Fick et Wislicenus (1) ont montré que, dans l'action musculaire, on ne pouvait attribuer ni à l'oxydation des matières protéiques ingérées, ni même à la décomposition de la substance des muscles, la somme des actions chimiques qu'engendre le travail. S'étant soumis depuis trente et une heures à l'abstinence d'aliments azotés et au régime exclusif des substances amyloïdes, des graisses et du vin, ces expérimentateurs ont exécuté l'ascension du Faulhorn. Calculant le travail accompli par chacun d'eux dans ce voyage, ils l'ont trouvé pour l'un de 319,274 kil., pour l'autre de 368,574.

Pour expliquer un tel travail par la théorie thermodynamique, il faut nécessairement admettre que les matériaux hydrocarbonés, sucre, fécule et graisse ont été brûlés dans les muscles. En effet, en supposant que les substances protéiques seules eussent subvenu à ce travail, ont aurait dû trouver dans les urines une quantité d'acide urique ou d'urée proportionnelle à la quantité de matières protéiques oxydées. L'analyse de l'urine des deux expérimentateurs montre que la proportion de ces sels était beaucoup trop faible, pour qu'on puisse admettre une oxydation protéique capable d'engendrer le travail accompli. L'oxydation des composés ternaires avait donc joué un grand rôle dans la production du travail développé dans l'ascension du Faulhorn.

Voyant que les matières albuminoïdes ne sauraient être le seul combustible destiné à produire le travail dans l'économie animale, nos auteurs en arrivent à se demander si les composés ternaires ne sont pas le seul élément véritable de la force des muscles. Car, disent-ils, il est vraisemblable que l'acte chimique dont émane la chaleur est un acte simple et toujours le même. Les con-

(1) London Edinburgh and Dublin Philosophical Magazine, n° 242.

sidérations sur lesquelles se base cette opinion ne sont pas à l'abri de toute critique ; on peut cependant invoquer encore à leur appui les recherches d'autres expérimentateurs.

Ainsi Traube a formulé cette opinion, que c'est la combustion des matières non azotées qui produit la force motrice chez les animaux.

Un mémoire récent de M. Parkes (1) conduit à la même conclusion en ce qui touche la possibilité d'obtenir un travail énergique sous l'influence d'un régime azoté, sans que dans les *excreta* apparaissent des traces d'oxydation ; les matières albuminoïdes indiquant que les muscles travaillent aux dépens de leur propre substance.

Bien plus, M. Parkes a trouvé que toujours, et quel que soit le mode d'alimentation, l'activité musculaire produit une diminution dans la quantité des substances azotées qui s'éliminent par les urines.

Je ne suivrai pas cet auteur dans la théorie qu'il propose pour expliquer ce fait en opposition avec les théories anciennes, je me borne à tirer de son travail, comme de celui de Fick et de Wislicenus, les résultats qui intéressent la thérapeutique du diabète.

Les expériences de Winogradoff (2), faites sous la direction de Kuhne, montrent également cette action du muscle sur les substances hydrocarbonées. Cet auteur constate que dans l'empoisonnement par le curare, les animaux deviennent glycosuriques. Il y a là deux actions connexes, paralysie de la motilité, apparition de la glycosurie ; et lorsque la paralysie cesse, le sucre ne se retrouve plus dans les urines. Winogradoff en conclut que

(1) Mémoire lu à la Société royale de Londres, le 23 janvier 1867.

(2) *Winogradoff*, Beiträge zur Zehre vom Diabetes mellitus. Virchow Archiv. Bd 27, p. 533.

les muscles en activité détruisent une notable quantité du sucre contenu dans l'organisme. Pour lui, l'abaissement de la température tient à cette absence de combustion du sucre.

La physiologie nous montre, en définitive, que les mouvements musculaires utilisent en grande partie, sinon exclusivement, les matières non azotées. Il est donc logique que la thérapeutique ait recours à l'exercice musculaire comme à un des moyens les plus puissants pour détruire le sucre dans l'économie.

On va voir dans l'observation suivante, que nous citons *in extenso* à cause de son importance, un cas de diabète dans lequel l'absence d'exercice musculaire semble avoir joué un grand rôle au point de vue étiologique. Le malade, après avoir épuisé inutilement les ressources de la thérapeutique, obtint une guérison radicale, grâce à un exercice musculaire bien ordonné.

Le docteur M... (1), que la nature spéciale de ses occupations condamne depuis plusieurs années à une vie absolument sédentaire, fut frappé dans ses plus chères affections. En proie au plus amer chagrin, il ne sortait plus, l'appétit était perdu, l'embonpoint diminuait et les forces déclinaient de jour en jour, les facultés génitales étaient complétement abolies. En outre, il avait la bouche constamment sèche, la salive lui semblait épaisse et poisseuse. Cet état durait depuis deux ans, quand un jour, après avoir fumé plusieurs cigares, la salive lui parut avoir une *saveur sucrée*. Ce symptôme singulier lui fit penser au diabète. Il examina aussitôt ses urines, en prenant les précautions que ses connaissances très-éten-

___

(1) Le docteur M..., thérapeutiste consommé, devait mieux que personne observer dans leurs moindres effets l'action des médicaments qu'il employait.

dues en chimie lui recommandaient, et il trouva qu'elles
contenaient une énorme quantité de sucre. Il se soumit
aussitôt à l'usage du pain de gluten, de la viande, du vin
de Bordeaux et de l'eau de Vichy, à la dose d'une bouteille par jour. Ce traitement, continué rigoureusement
pendant plusieurs mois, ne lui procura aucune amélioration. M. M... abandonna alors le pain de gluten et l'eau de
Vichy, qu'il remplaça par l'iodure de potassium, et plus
tard par l'acide arsénieux. Ce dernier médicament fut
pris pendant quatre mois consécutifs, à la dose de quatre
milligrammes, en deux fois, par quantité égale, au commencement des deux principaux repas. La quantité de
sucre resta toujours la même, l'appétit ne se réveilla
point, l'embonpoint était toujours diminué de quinze
kilos et la faiblesse persistait.

Le malade, qui avait fondé de grandes espérances sur
l'acide arsénieux, abandonnait tout traitement et se lais-
sait aller au découragement, quand il lui vint à l'esprit
de changer son genre de vie, dans lequel l'exercice musculaire était trop sacrifié.

Il loue une maison de campagne à sept kilomètres de
sa demeure. Cinq jours par semaine il vient à pied à
Paris, et s'en retourne le soir également à pied. Il
marche assez vite pour déterminer une douce moiteur
de la peau. Le jeudi et le dimanche il ne vient point à
Paris, mais il se promène entre le déjeuner et le dîner
pendant cinq heures dans le bois de Vincennes. Il se
nourrit exclusivement de bœuf, de mouton et de pain
ordinaire très-cuit, et en petite quantité. Il boit une bouteille de vin de Bordeaux et d'eau de Vichy. Il prend du
café après chaque repas, mais s'abstient de fumer et de
boire toute espèce de liqueurs alcooliques.

Quinze jours après que ce nouveau régime était com-
mencé, l'appétit était meilleur, les forces revenaient, et,

pour la première fois, le sucre diminuait. Dès lors l'amélioration continua à suivre une marche régulièrement progressive, et après six mois M. M... était complétement guéri, c'est-à-dire que le poids du corps avait repris les quinze kilogrammes qu'il avait perdus, que les forces revenaient et que le sucre avait disparu des urines.

IVᵉ CLASSE.

MÉDICATIONS BASÉES SUR DES INDICATIONS SPÉCIALES

———

Il est peu de maladies dans lesquelles l'indication spéciale doive plus que dans le diabète guider la thérapeutique. Dès le premier abord, on peut apprécier ces différences lorsqu'on voit des individus obèses, grands mangeurs, présentant l'apparence de la santé la plus parfaite, malgré l'énorme quantité de sucre que renferment leurs urines, et à côté de ces types très-fréquents, d'autres malades, pâles et amaigris, arrivés à l'extrême limite de l'épuisement et de la cachexie, bien que leurs urines soient parfois peu chargées de glycose. C'est le plus souvent une dyspepsie qui domine chez ces derniers sujets; l'indication urgente est de rétablir, s'il se peut, leurs fonctions digestives. Les premiers, au contraire, réclament le plus souvent une thérapeutique inverse : par exemple, les exercices musculaires violents, l'excitation des fonctions respiratoires, etc.

Toutefois, comme le dernier terme dans le diabète, est en général la cachexie avec l'épuisement des forces, l'indication principale, souvent dès le début du diabète, est l'emploi des toniques et des reconstituants. Cet état de cachexie met souvent des années à se produire, il succède fréquemment à des alternances diverses dans l'état de santé du malade, mais parfois aussi, il arrive si vite, que l'on peut admettre l'existence de diabètes aigus; quelques mois suffisent alors pour faire passer le malade de la plus parfaite apparence de santé à la cachexie confirmée.

Les toniques et les reconstituants seront étudiés plus loin, à propos des troubles des fonctions digestives. Mais auparavant, je dois insister sur l'existence fréquente chez les diabétiques d'une diathèse qui modifie profondément leur état général, et imprime à la maladie une marche particulière.

La *goutte* préside aussi souvent à l'évolution du diabète. Bien plus, chez les goutteux diabétiques, les deux maladies semblent se fondre en une seule, qui présente tour à tour des manifestations arthritiques ou glycosuriques. MM. Durand-Fardel, Bence Jones, Senac, Galtier Boissière, ont eu fréquemment l'occasion de constater de ces formes hybrides. M. Cl. Bernard, s'appuyant de l'autorité de M. Rayer, en a fait une forme spéciale.

C'est à la longue expérience de ces médecins que nous devons de mieux connaître la marche particulière du diabète goutteux et les moyens thérapeutiques spéciaux que réclame cette variété.

Voici d'après M. Durand-Fardel les caractères spéciaux du *diabète goutteux*.

Lorsque le *diabète* apparaît *chez un goutteux ou un graveleux*, les manifestations de la diathèse urique s'amendent; pour la goutte, en particulier, on voit presque toujours les accès s'amoindrir ou disparaître sans que la goutte prenne pour cela un caractère de chronicité, et sans que de nouveaux phénomènes morbides apparaissent, ce qui arrive lorsqu'il s'agit de métamorphoses goutteuses. D'un autre côté, il faut remarquer que les diabètes survenus chez des goutteux ou des graveleux francs, sont presque toujours légers ou faciles à enrayer

et que l'issue fâcheuse, observée par M. Galtier Boissière, paraît jusqu'ici un fait tout exceptionnel. De sorte
que la condition de ces goutteux diabétiques paraît généralement préférable à celle de beaucoup de malades
atteints de l'une ou de l'autre de ces maladies.

Une autre circonstance digne de remarque est l'alternance qui s'établit quelquefois entre les manifestations
de la diathèse urique et celles du diabète. C'est ce que
prouvent quelques-unes des observations de M. Durand-
Fardel (1).

« Cette alternance de l'acide urique et de la glycosurie, dit M. Marchal de Calvi (2), est très-frappante chez un
de mes malades ; dès qu'il n'a plus de sucre dans les
urines, il est sous le coup d'accidents rhumatiques très-
violents. Ainsi il se produisit chez lui une cruelle attaque
de sciatique qui ne céda qu'à de nombreuses cautérisations. Que de fois j'ai vu chez ce malade la cessation de la
glycosurie suivie au bout d'un certain temps d'accidents
très-douloureux qui lui imposent l'interruption d'importantes occupations. Si bien que j'ai pris le parti de
lui permettre quelques féculents, moyennant quoi il a
constamment de 8 à 10 grammes de sucre dans l'urine. »

En effet, il est permis de croire que les régimes très-
spéciaux et très-opposés que comportent la goutte et le
diabète ne s'accordent pas toujours lorsqu'ils sont rigoureusement suivis. Il pourra souvent être utile d'imiter la
conduite que je viens de citer.

Un savant médecin de Londres, Bence Jones, a étudié
sous le titre de *diabète intermittent*, des faits qui rentrent dans la catégorie de ceux dont il vient d'être question. Voici la conclusion de cette étude. « Il est des
cas où la maladie, soit abandonnée à elle-même, soit

(1) *Durand-Fardel*, communication orale.
(2) *Marchal de Calvi*, loco citato, p. 636.

traitée, présente des variations assez soudaines entre beaucoup de sucre et pas de sucre. La composition de l'urine, avant l'apparition du sucre et après sa disparition, offre un intérêt particulier. L'excès remarquable d'urée qui, si souvent, précède et suit la glycosurie dans le diabète intermittent, pourrait être attribué à la diète animale continue; mais l'apparition de l'acide urique libre, ou de l'oxalate de chaux dans l'urine, répond très-clairement à un état d'indigestion qu'on rencontre bien souvent, sans que le sucre apparaisse dans l'urine. L'état de l'urine me paraît marquer alors un passage de l'indigestion diabétique à l'indigestion acide. Un malade avait coutume d'avoir l'estomac très-troublé, il ne pouvait manger qu'avec peine en conséquence de l'acidité et du malaise qu'il en éprouvait. Mais depuis que l'urine a augmenté, disait-il, tout désordre de l'estomac a disparu.

« Dans l'indigestion, dyspepsie ordinaire, il y a action imparfaite de la digestion sur les aliments non azotés, d'où production excessive d'acides, et aussi sur les aliments azotés, ce qui est démontré par l'excès des urates et de l'urée et peut-être aussi par l'oxalate de chaux.

« Dans l'indigestion diabétique, ce sont d'abord les aliments non azotés, dont la transformation régulière est arrêtée, il se forme du sucre en place d'acide. Plus tard, sinon simultanément, ceci s'étend aux aliments albumineux, et au lieu d'un excès d'urate et d'urée, il se forme d'autres produits comme le sucre, lequel peut exister concurremment avec les précédents. Quoi qu'il en soit, il est important en pratique de remarquer la tendance aux acides et à l'excès d'urée dans le diabète intermittent. La diète animale et les alcalins réussissent très-bien alors à arrêter la formation du sucre. Il s'ensuit que, lorsque l'oxalate de chaux, l'acide urique et un excès d'urée se rencontrent dans l'urine, il est probable que le diabète pourra être écarté momentanément et même guéri (1). »

Bence Jones pense donc que le diabète n'est autre chose qu'une indigestion ou, dans le langage de Prout (2), *une erreur dans le pouvoir de transformation de l'estomac.* Les quelques observations contenues dans ce mémoire fournissent des exemples intéressants des irrégularités de la glycosurie dans le diabète. Ces irrégularités, inexpliquées dans la production du sucre, se traduisent quelquefois par une interruption de plusieurs mois dans les manifestations morbides. Pendant ce temps, comme il arrive assez fréquemment dans le diabète, la santé générale se maintient dans un état satisfaisant tant que le sucre n'apparaît pas de nouveau dans l'urine. Dans plusieurs observations on n'a pas vu reparaître le sucre, peut-être parce qu'un temps assez long ne s'était pas écoulé depuis qu'il avait cessé de se montrer. Quoi qu'il en soit, il n'y a pas plus de diabète intermittent que de goutte ou de gravelle intermitentes, mais il y a des alternatives dans les manifestions morbides, alternatives communes à la plupart des affections diathésiques, à celles, en particulier, que caractérise un trouble de l'assimilation.

Ces idées sur la nature du diabète goutteux devaient conduire à la médication alcaline appliquée à cette forme du diabète. Mais ici l'action des alcalins présente un double effet. Sans préjudice du rôle destructeur du sucre dans l'organisme que M. Mialhe a assigné aux substances alcalines et dont nous avons discuté l'importance dans la

<hr>

(1) *Bence Jones*, On intermitting diabetes. Medico-chirurg. Transactions, XXXVI, p. 402.

(2) *Prout*, An Inquiry into the nature on Traitement of the Diabetes, Calculus, etc. London, 1825.

IIIe classe, ces substances agissent encore contre l'élément goutteux qui semble primer tout le reste. Les eaux de Vichy paraissent réussir particulièrement alors, et les médecins de Vichy ont obtenu un certain nombre de succès.

La *diathèse tuberculeuse* ou du moins sa manifestation la plus fréquente, la phthisie pulmonaire, peut, en certains cas, accompagner le diabète. Tous les auteurs ont signalé la fréquence de cette complication.

Nous parlerons de ces cas à propos des accidents que le diabète peut produire du côté des poumons, et nous indiquerons alors des conséquences thérapeutiques spéciales que cette complication peut amener. Un mot seulement ponr discuter ici la corrélation de la phthisie avec le diabète. A l'inverse de ce que nous venons de voir pour la diathèse goutteuse, qui paraît précéder la manifestation diabétique, c'est ici le diabète qui commence la série des accidents, à tel point que si le diabète vient à guérir ou même à diminuer, la manifestation tuberculeuse subit souvent un arrêt ou du moins un ralentissement parallèle.

1° DÉBILITATION, CACHEXIE.

Médication reconstituante. — De toutes les médications, la *médication reconstituante* est peut-être celle que l'on trouve le plus souvent recommandée d'une façon banale. Tout ce qui caractérise la faiblesse semble devoir céder à une médication tonique, reconstituante. Or, comme dans le diabète une des phases de la maladie est essentiellement caractérisée par la diminution des forces, les médecins ont espéré trouver dans les toniques un remède efficace. Encouragés par quelques cas dans lesquels l'amélioration fut rapide, et même qui parurent se terminer par la guérison, quelques médecins firent de la *médication tonique ferrugineuse* un des traitements du diabète.

C'est à titre curatif que Griffith (1) et Fraser (2) conseillaient une mixture composée de sulfate de fer, de carbonate de potasse et de myrrhe ; que Smith (3) et Venables (4) préconisèrent le sulfate de fer, Peacock (5) une mixture où entrent tous les médicaments réputés anti-diabétiques. En 1841 Howard (6), en 1842 Combette (7), Martin Solon (8), en 1856 Righini (9), Burguet (10), employèrent le proto-iodure de fer, et signalèrent la rapide amélioration qui suivit ce traitement. Heine, de Berlin (11), et Carter (12) ont donné la préférence au sulfate de fer.

Je ne veux pas contester la réalité de ces guérisons ; je ferai seulement remarquer que les médecins qui, comme Combette et Martin Solon, ont laissé la réputation d'observateurs sévères, ne parlent que d'améliorations obtenues. Je suis convaincu que telle est, en effet, la réalité. Les préparations ferrugineuses ont une action réelle sur

(1) *Griffith*, Abhandl, auserl. f. for Aertze, t. VI.

(2) *Fraser*, The Edimb. med. and surg. Journal, 1806.

(3) *Smith*, Transact. of the Phys. med. Soc. New-York, 1817, vol. I.

(4) *Venables*, Grœfe und Walther Journal, 1826. Il y joint les sangsues.

(5) *Peacock*, Wenzel Auserles. Recepte, Erlang, 1833, t. VI, p. 15 (fer, opium, poudres aromatiques, craie, poudre de Jacob, etc.).

(6) *Howard*, London med. Gaz., 1841 (fer et zinc).

(7) *Combette*, Bull. thérap., 1842, vol. XXIII, p. 377.

(8) *Martin Solon*, Bull. thérap., 1842, vol. XXIII, p. 456.

(9) *Righini*, Union médicale, 1856, p. 79.

(10) *Burguet*, Bull. thér., 1856, vol. LI, p. 373.

(11) *Heine*, Arch. gén. méd., IVe série, 1850, vol. XXIII, p. 245.

(12) *Carter*, On the Diabetes, The Lancet, 1861, vol. II, p. 157.

le sang ; elles sont considérées, à juste titre, comme reconstituantes des globules. Or, le diabète amène la faiblesse, l'anémie ; on peut donc trouver dans le fer un adjuvant utile, capable de relever les forces du malade. Si à ce traitement par les préparations martiales le médecin ajoute l'exercice musculaire, les douches, etc., il remplit, je crois, les indications principales de la thérapeutique, et il peut obtenir une gnérison. Mais ce ne serait pas suivre l'enchaînement des faits que de rapporter tout le bénéfice obtenu à la préparation ferrugineuse. Elle a seulement permis, par l'amélioration obtenue, d'instituer le véritable traitement curatif.

C'est aussi en se basant sur des améliorations plus ou moins passagères que certains médecins considérèrent *le quinquina et les préparations amères* comme capables de guérir le diabète (1). Tous les reconstituants peuvent trouver leur indication spéciale. Le quinquina, les boissons amères agissent d'abord sur l'estomac dont ils activent les fonctions et ensuite sur l'économie tout entière. Je crois qu'il y a pourtant quelque danger à trop surexciter les fonctions stomacales. Les expériences physiologiques nous ont montré, en effet, que toute irritation du tube digestif excite la glycogénie ; il y a donc lieu de restreindre leur emploi dans les limites des indications formelles. Les tisanes amères, celle de houblon, par exemple, ont un grand avantage ; elles apaisent la soif, et peuvent être d'un grand secours aux malades. Ce ne sont que des médicaments s'adressant aux symptômes.

Nous parlerons de l'huile de foie de morue en étudiant les complications pulmonaires.

(1) *Ferriar*, Londres, 1813.
Brera, Bibl. ital., t. VI, 1817, numéro d'avril.

2° TROUBLES DIGESTIFS.

Les troubles de la digestion sont très-communs chez les diabétiques. *La stomatite* est un des accidents qui méritent souvent, tout d'abord, de fixer l'attention du médecin, parce qu'elle empêche le malade de se nourrir. Les gencives sont ulcérées, saignantes, les dents s'ébranlent et tombent, le malade ne mâche plus ses aliments à cause de la douleur que provoque la mastication. Or, comme le régime azoté est souvent une des ressources premières de la thérapeutique, il faut rendre possible la mastication complète des aliments. Pour cela, on aura recours aux *antiscorbutiques*, on fera mâcher au malade les plantes dites antiscorbutiques, les racines du raifort (1), les feuilles du cochléaria, du cresson, etc. Quelquefois il faudra avoir recours à des moyens plus énergiques, à des cautérisations des gencives avec l'acide chlorhydrique, à des collutoires boratés, aluminés, etc.

Les troubles de la digestion stomacale sont très-fréquents chez les diabétiques, et souvent très-difficiles à calmer. *La dyspepsie* leur est si habituelle que des médecins de ce siècle en ont fait le symptôme capital, et même le point de départ de la maladie. La cause première du diabète nous échappe dans la majorité des cas, nous ne pouvons donc nier l'influence étiologique de la dyspepsie. Mais, en admettant même qu'elle soit souvent primitive, il est certain que le régime auquel le diabète contraint le malade doit singulièrement aggraver la dyspepsie. La quantité des aliments, l'abondance des boissons ingérées, tout concourt à troubler les fonctions digestives.

(1) *Fauconneau-Dufresne* a mentionné (Gaz. hebd., t. VIII, p. 785, 1861) un cas de guérison du diabète sucré par le raifort. Ce cas parut fort contestable à ses collègues de la Société de médecine du département de la Seine.

Les moyens propres à combattre cette dyspepsie sont de différents ordres, et dans les médications que nous avons critiquées dans les chapitres précédents , beaucoup d'entre elles ont pour effet de remédier à ces troubles gastriques. C'est ainsi que, dans certains cas, la pepsine, dans d'autres l'eau de Vichy, les poudres alcalines, les amers, devront être prescrits, non pas comme médication antidiabétique, mais comme antidyspeptique.

Les moyens que l'on a érigés en système dans le traitement du diabète sont les acides et les purgatifs.

Méthode évacuante. — Vomitifs. — Purgatifs. — Les médecins qui ont conseillé les évacuants dans le diabète ont voulu, soit traiter ainsi directement la maladie, soit rétablir les fonctions digestives si fréquemment troublées chez les diabétiques par la constipation.

Les premiers ont peu théorisé leur méthode, et nous trouvons surtout des procédés thérapeutiques plutôt que des médications. Willis employait le vin de colchique, Heineken (1) a publié des cas de guérison par l'emploi simultané de l'opium, de la scammonée, du calomel et de l'émétique; Traller (2) a rapporté également deux cas de guérison obtenus, l'un en une semaine, l'autre en quinze jours par la magnésie calcinée à la dose de six grammes par jour.

Ces faits sont si contestables comme diagnostic et si singuliers comme résultat, que nous passons complétement sur ceux qui leur ressemblent.

Mais l'émétique a joui d'une faveur plus marquée. Michaelis (3), Hildenbrandt (4), Krimer, Pharamond (5),

<hr>

(1) *Heineken*, London med. Repository, feb. 1823, p. 126.
(2) *Traller*, The new England journal of med. and surgery.
(3) *Michaelis*, Græfe U. Walther Journal, t. XVIII.
(4) *Hildenbrandt*, Annal. schôl. clin. Ticin, t. II.
(5) *Krimer* et *Pharamond*, cités par M. Bouchardat sans indication bibliographique.

Berndt (1), l'ont vanté comme agissant spécifiquement contre la maladie. Ils donnaient l'émétique en solution, à doses fractionnées pendant plusieurs jours de suite. Leur but était de modifier ainsi l'état de l'appareil digestif. Les expériences de M. Coze (2), de Strasbourg, ne semblent pas favorables à cette médication. D'après lui, les phénomènes de combustion respiratoire seraient diminués par le tartre stibié ; or, nous savons que c'est là un des phénomènes du diabète. De plus, les expériences de Harley, de Rosenstein, que nous avons rapportées en étudiant l'alimentation, prouvent que toutes les perturbations apportées dans l'intestin, et par suite dans l'appareil de la veine porte, augmentent la glycosurie.

Cette critique ne s'adresse pas à ceux qui, comme Ettmuller, ne donnaient un vomitif ou un purgatif que si les fonctions digestives étaient dérangées.

M. Bouchardat emploie les purgatifs les plus variés dans le but de modifier la sécrétion biliaire. Mais je ne connais pas d'expériences directes sur lesquelles il puisse appuyer cette méthode. Il ordonne la moutarde blanche, les drastiques, les pilules de Belloste, le remède de Durande, et préconise surtout le fiel de bœuf (3) et la magnésie calcinée hydratée (4).

Les recherches de Zabel ont montré que les matières fécales peuvent contenir du sucre. La muqueuse intestinale pourrait donc être dans certaines occasions une voie d'élimination pour le sucre, car les matières fécales

---

(1) *Berndt,* Klinische mittheilungen. Greiswalde, 1833.

(2) *Coze,* De l'influence exercée par les médicaments sur la glycogénie. (Gaz. médicale de Strasbourg, 1857, 20 septembre).

(3) *Bouchardat,* Du diabète sucré. (Mémoires de l'Académie de médecine, 1851, p. 32.)

(4) *Bouchardat,* eodem loco, p. 123.

contiennent du sucre alors même que le malade n'a ingéré
aucun aliment féculent ou saccharin. Mais je crois qu'il
serait mauvais de provoquer sur le tube digestif des
irritations susceptibles d'augmenter la quantité de sucre
produit, et que, de plus, on risquerait de provoquer des
accidents de diarrhée colliquative, désordres de la plus
haute gravité chez les diabétiques.

L'emploi des purgatifs doit donc être limité aux cas
dans lesquels la constipation habituelle ou accidentelle
vient à diminuer l'appétit du diabétique.

Acides. — Les acides minéraux ont été conseillés depuis longtemps dans le traitement du diabète. Ils ont
été employés dilués et en général sous forme de limonades nitrique, sulfurique, chlorhydrique, phosphorique.

Gilby (1), Brera (2) ont publié des cas de guérison
sous l'influence de la limonade nitrique. Le malade de
Brera guérit même en quarante-trois jours. Fraser (3)
et Schœfer ont employé la limonade sulfurique. Fraser
cite l'observation d'un de ses malades qui aurait guéri
en trois mois par l'usage de la limonade sulfurique,
et aurait vu son état s'aggraver sous l'influence du
traitement par le sulfate de fer; ce qui démontre que
cette guérison n'était guère définitive. Gennaro Festeggiano (4) et Martin Solon (5) conseillent la limonade
chlorhydrique.

A l'état de dilution et sous forme de limonade ou de
potion acidule, les acides provoquent dans la bouche une
sapidité particulièrement agréable et rafraîchissante. Ils

(1) *Gilby*, 1802, Allg. med. ann.
(2) *Brera*, Bibl. ital., 1817, t. VI, aprile.
(3) *Fraser*, The Edimb. med. and surg. Journal, 1806.
(4) *Gennaro Festeggiano*, Annali omodei, t. CI, p. 443, 1842.
(5) *Martin Solon*, Bull. de thérap., vol. XXIII, p. 456, année 1842.

calment la soif : cette action locale cesse en général très-
vite, et si l'on en ingère fréquemment des quantités un
peu grandes, l'effet rafraîchissant s'use et se transforme en
une action astringente ; la bouche se sèche et la soif re-
naît à mesure qu'on la satisfait ; bientôt les voies digestives se troublent ; il survient des borborygmes et même
de la diarrhée. Chez quelques diabétiques à qui M. Contour (1) a vu donner des limonades acides, il a noté après
l'ingestion un sentiment de brûlure gastrique particulièrement pénible. En sorte que si on doit admettre, avec
le docteur Thornley, que l'acide phosphorique est un des
agents qui calment le mieux la soif, il y a de grandes
restrictions à faire dans son emploi, puisque les troubles
digestifs en sont souvent la suite.

Griesinger n'accepte pas l'usage de la limonade sulfurique. Il se fonde surtout sur un cas rapporté par Sié-
bert, qui aurait vu une glycosurie passagère naître après
l'emploi de ce médicament. Ce fait rappelle singulièrement l'histoire du jeune Italien qui a servi de base à la
théorie de M. Mialhe.

Nous avons déjà rapporté des expériences de Rosenstein montrant que ces boissons acides augmentent la
glycosurie chez les diabétiques.

L'acide qui a été le plus souvent préconisé est l'acide
phosphorique, proposé par Nicolas et Gueudeville, expérimenté par Griesinger (2) et Thornley (3) ; nous ferons
remarquer que c'est surtout celui dont nous devons critiquer l'emploi.

M. Pavy (4) a fait sur l'influence de cet acide des expériences très-complètes. Dans une première série, il

(1) *Contour*, Thèses de Paris, 1844.
(2) *Griesinger*, loco citato.
(3) *Thornley*, Medical Press and circular, may 20, p. 550, 1868.
(4) *Pavy*, Guy's Hospital reports, vol. VII, p. 20.

injecta de l'acide phosphorique dans la veine jugulaire;
il constata une glycosurie abondante, qu'il rapporta à
une action chimique de l'acide sur la matière glycogène du foie. Quand la quantité d'acide phosphorique
injectée est considérable, il se fait des suffusions san-
guines, et des hémorrhagies stomacales et intestinales.

Dans une seconde série d'expériences, l'injection fut
poussée dans la veine porte. Elle produisit quatre fois sur
cinq la coagulation du sang dans cette veine, résultat
que M. Pavy n'avait jamais obtenu en injectant l'acide
phosphorique dans le sang de la circulation générale.
L'urine analysée ne contenait pas de sucre dans les quatre
cas où l'injection amena une coagulation, dans le cinquième, il y eut une très-légère glycosurie.

Dans une troisième série d'expériences, M. Pavy, après
avoir chloroformé les animaux pour empêcher les vomissements, poussa l'injection dans le duodénum ou l'intestin grêle. Chaque fois il se produisit une glycosurie
abondante.

Les expériences directes ne sont donc pas favorables
à l'usage des acides dans le diabète. Il serait surprenant
de voir des résultats aussi nets en désaccord avec les
observations médicales. Il n'en est rien. En effet, malgré
les singulières guérisons que nous avons rapportées plus
haut, les médecins qui, comme Copland et Bouchardat,
ont soigné beaucoup de diabétiques, ont constaté dans
leur pratique que l'usage des acides a été ou franchement nuisible, ou très-contestable dans ses effets.

En résumé, nous voyons donc que les acides peuvent
avoir accidentellement leur utilité pour calmer passagè-
rement une soif ardente, mais qu'ils doivent être rejetés
du traitement du diabète.

3° TROUBLES DE LA RESPIRATION.

Phthisie pulmonaire. — D'après les rélevés statistiques, la phthisie entre pour 43 p. 0/0 dans la mortalité du diabète. Je ne veux pas suivre dans les détails de ses formes et de sa marche la tuberculisation pulmonaire du diabétique, mais il est un certain nombre d'indications spéciales auxquelles elle donne lieu.

Tout d'abord si le diabète survient chez un malade que ses antécédents héréditaires ou personnels prédisposent à la tuberculisation, la première indication est de mettre le malade dans les conditions réputées les plus défavorables au développement de ces accidents. On enverra le diabétique dans un climat chaud, on lui donnera une alimentation très-succulente, on le forcera à faire de l'exercice. Que les lésions tuberculeuses soient seulement soupçonnées ou déjà manifestes, il faudra le mettre à l'usage de *l'huile de foie de morue.* L'heureuse influence de ce médicament a été signalée par tous les médecins, surtout chez les enfants diabétiques. Nous citerons surtout parmi ceux qui ont vanté son emploi dans ces conditions Zipfehli (1), de Rottweil, Thompson (2), Babington (3).

D'ailleurs la physiologie nous a montré que les graisses étaient bien digérées, qu'après leur absorption le foie ne contenait pas plus de sucre que chez les animaux inaniliés. C'est un aliment qui peut suppléer les fécules, son usage me semble donc justifié par la physiologie et par les résultats cliniques.

Une indication aussi précise est de ne pas cesser chez le diabétique le traitement dirigé contre la maladie pre-

<hr>

(1) *Zipfehli* de Rottweil. Wurtemberger corr. Blatt., 1854, n° 8.
(2) *Thompson*, Bull. de thérap., 1852, vol. XLII, p. 181.
(3) *Babington*, Bull. thérap., 1856, vol. L, p. 92.

mière. L'exercice musculaire, l'alimentation riche en principes azotès, ce sont là des préceptes que l'on peut recommander également bien aux diabétiques et aux tuberculeux. Mais doit-on continuer la médication alcaline? Nous avouons qu'en présence d'une cachexie confirmée, il me semble difficile d'oser envoyer le malade à Vichy. M. Sénac m'a pourtant affirmé que le traitement alcalin ne paraissait avoir aucune influence funeste sur la marche de la tuberculisation, que l'eau de Vichy parvenait à diminuer la quantité de sucre éliminée par les urines, la tuberculisation s'arrêtait. Il voit chaque année des diabétiques tuberculeux, qui ont des cavernes dans les poumons, depuis fort longtemps, qui de temps à autre ont des crachements de sang, et qui cependant tirent au moins momentanément de leur séjour à Vichy un grand bénéfice. M. Durand-Fardel ne partage pas cette opinion.

Lorsque la cachexie n'est pas survenue, lorsque les lésions tuberculeuses ne sont pas encore très-avancées, la marche de la tuberculisation semble s'arrêter quelquefois dès que le diabète est réduit à des proportions très-faibles. Dans l'observation de M. Raynaud, que nous publions à la fin de notre Thèse, on verra un exemple de ce genre.

La phthisie pulmonaire des diabétiques serait, suivant Richardson (1), remarquable par deux caractères, sa marche rapide, l'absence de sueurs à la suite des accès de fièvre intermittente symptomatique. La seconde proposition est curieuse, et je ne sais si elle a été vérifiée. La première est trop absolue, beaucoup de diabétiques ont, au contraire, des phthisies très-lentes, marchant par poussées et s'arrêtant quand la maladie s'amende.

____

(1) *Richardson,* Traitement de la phthisie diabétique.

M. Richardson s'appuie sur cette prétendue marche rapide pour prescrire les inhalations d'oxygène. Nous acceptons la conclusion, malgré les restrictions que nous faisons sur l'opinion de cet auteur.

Notons, enfin, la disparition fréquente du sucre dans l'urine à la fin de la phthisie, qu'il y ait ou non albuminurie.

Pneumonie. — La fréquence et la gravité de la pneumonie chez les diabétiques est un fait bien connu. Je ne sais pourtant si tous les cas cités doivent être acceptés sans critique. Nous lisons, par exemple, dans bien des mémoires de M. Bouchardat (1), plusieurs exemples de mort attribués à des pneumonies qui auraient duré vingt-quatre heures, douze heures ; ces pneumonies étaient déjà en hépatisation. Cette interprétation me semble contestable. Il est plus probable que ce sont des congestions pulmonaires, peut-être des phénomènes dépendant de quelque trouble de l'innervation des pneumogastriques.

Il est toutefois de véritables pneumonies qui doivent à la maladie première une gravité toute spéciale. Elles sont adynamiques, et réclament surtout l'emploi des toniques, des alcooliques, suivant les préceptes formulés par M. Béhier dans ses *Conférences de clinique médicale.*

4° TROUBLES DE LA CIRCULATION.

Les troubles de la circulation cardiaque ne paraissent pas fréquents chez les diabétiques ; mais la circulation periphérique présente souvent des désordres soit passagers, soit durables.

Les désordres passagers sont parfois subjectifs. Le dia-

(1) Annuaire de thérapeutique, 1848, p. 240.

bétique se plaint d'éblouissements, de vertiges, de sen-
sations de chaleur, qui rappellent plutôt les troubles
de l'anémie que ceux de la pléthore. Trompés sans doute
par ces apparences, les anciens médecins y avaient
trouvé l'indication des saignées. Ils en firent même
un mode de traitement du diabète. Ainsi que toutes
les autres méthodes thérapeutiques dont nous avons
donné la longue énumération, celle-ci compte des succès.
Mais depuis 1830, c'est à peine si l'on en trouve quelques-uns consignés dans la science, tandis qu'au commencement du siècle, le traitement du diabète commençait toujours par une ou plusieurs saignées générales et locales. Je n'ai pas à critiquer un traitement
depuis longtemps tombé dans l'oubli.

Les désordres de la *circulation* persistants portent parfois
sur la *glande hépatique*. Dans ses autopsies, M. Andral a
trouvé cinq fois une congestion notable du foie, depuis
lors on en a signalé quelques cas, M. Peter a présenté à
la Société de Biologie une hypertrophie du foie trouvée
à l'autopsie d'un diabétique (1). L'hypertrophie suite de
congestions répétées, ou la congestion hépatique passagère, que la théorie indique comme probable chez un
grand nombre de diabétiques, ne peut pas facilement
être directement combattue. Cependant les moyens propres à activer la circulation générale, l'exercice, les
douches et en particulier les douches sur la région du
foie, tels sont les moyens que la théorie indique comme
rationnels. Ajoutons que pendant la vie il est rare que
la congestion soit assez prononcée pour se traduire par

(1) *Peter*, Glycosurie aiguë, hypertrophie du foie. Soc. de Biol.,
IVe série, vol. XXXVII.

De Crozand prétend que sur 41 diabétiques dont il a recueilli l'histoire, 32 avaient le foie malade. Cette proportion est trop contraire
à ce que tous les médecins ont observé, pour pouvoir être admise.

des désordres fonctionnels ou par des signes physiques.

Les diabétiques succombent souvent à des lésions cérébrales. Quelquefois la mort est rapide, les malades tombent dans le coma et meurent, dit Grisolle, en présentant les signes de l'apoplexie séreuse. Cette mort presque subite, signalée par quelques médecins, ne permet à la thérapeutique qu'une intervention bien limitée. D'ailleurs est-ce une apoplexie séreuse? Et que serait cette apoplexie? Est-ce plutôt une congestion cérébrale? nous l'ignorons. Nous ne pouvons donc formuler une thérapeutique dont le but nous échappe.

Le plus souvent les lésions cérébrales sont des *hémorrhagies* ou des *ramollissements*. La fréquence des hémiplégies a été observée par tous les médecins, et en dépouillant les observations, nous avons relevé la fréquence des ramollissements signalés dans les autopsies; mais ce sont des lésions ultimes, secondaires, et il ne faudrait pas y chercher la cause du diabète. Ces ramollissements sont accompagnés des lésions vasculaires habituelles.

Ils se développent probablement sous la même influence que les gangrènes.

Celles-ci sur lesquelles MM. Marchal de Calvi, Landouzy, Fritz, Musset, Charcot, etc., ont publié d'intéressants travaux, prêtent à des considérations thérapeutiques importantes. Leur étiologie présente encore un point obscur. Les anthrax, les gangrènes précèdent-ils quelquefois le diabète, ou lui sont-ils toujours consécutifs (1)? M. Raynaud a eu l'obligeance de nous communiquer une observation très-intéressante, que nous reproduisons tout entière à la fin de la thèse. Chez une jeune

(1) *Vulpian*, Gaz. Hebd., 1861, vol. VIII, p. 783.

malade, M. Raynaud observa les signes non douteux de la gangrène symétrique des extrémités qu'il avait antérieurement décrite dans sa thèse inaugurale. Il reconnut que cette jeune fille était diabétique, et les renseignements qu'il obtint sur la marche de la maladie le persuadèrent que les troubles de la circulation périphérique avaient précédé le développement du diabète de plusieurs années (1). Ceci est très-important, car ce serait un fait à invoquer à l'appui de la théorie de Schiff. Ajoutons que sous l'influence du traitement antidiabétique, la gangrène se limita et guérit.

Sans entrer dans le détail des indications chirurgicales auxquelles donne lieu l'existence du diabète, nous devons faire connaître l'état de la science au point de vue de l'opportunité de l'intervention chirurgicale.

« Les diabétiques, disait Landouzy, sont pour les chirurgiens de véritables *noli me tangere.* »

Certains faits viennent à l'appui de ce précepte, et l'un des plus intéressants est celui rapporté dans la thèse de M. Pall (2). Un individu qui urinait du sucre depuis très-longtemps, mais qui avait d'ailleurs conservé tout son embonpoint, fut opéré d'un phimosis accidentel. La gangrène dévora successivement la peau des organes génitaux, celle du bas-ventre et celle de la partie supérieure des cuisses, et finalement emporta le malade.

Tous les ophthalmologistes sont à peu près d'accord pour rejeter l'opération dans les cas de cataracte diabétique. Cette opinion a été récemment bien mise en lumière dans le travail inséré par M. Lécorché dans les

(1) Voyez les détails de l'observation complète à la fin de la thèse-appendice.

(2) Thèse de Paris, 1864, n° 75 : De quelques terminaisons et complications du diabète sucré.

Archives de médecine de 1861 (1). L'analyse des faits a en
effet démontré que pratiquée dans les meilleures conditions, c'est-à-dire par les chirurgiens les plus habiles,
l'opération est, dans ces cas, suivie soit de phlegmons de
l'œil, soit d'une gangrène du lambeau. Lorsque chez un
cataracté on aura reconnu l'existence du diabète, on ne
devra donc aborder l'opération qu'après avoir fait suivre
au malade un traitement dirigé contre le diabète.

L'accord entre les chirurgiens cesse d'être aussi com-
plet lorsqu'il s'agit de prononcer sur l'utilité des débri-
dements, des incisions, des amputations même qui peuvent avoir pour but de remédier aux accidents inflam-
matoires et gangréneux que l'on observe si souvent à
la suite du diabète, depuis que l'attention a été appelée
sur ce point par M. Marchal de Calvi.

Les opinions les plus opposées ont été soutenues. S'il
faut en croire M. Jordao (2) : « l'incision des anthrax diabétiques entraînerait les plus graves conséquences ; elle
serait suivie d'un développement très-rapide de la gangrène et de la mort en quelques heures. » Cette opinion,
qui condamnait dans ces cas le chirurgien à une inac-
tion complète, est loin d'être partagée par les autres auteurs qui se sont occupés de la question.

L'expérience personnelle de M. Marchal de Calvi (3)
lui a démontré que cette crainte n'était nullement fondée;
suivant cet observateur, la règle est que l'anthrax diabétique guérisse. Cette manière de voir a été confirmée par
la pratique de plusieurs chirurgiens, et, dans une discussion qui s'éleva à la Société de chirurgie, en 1866 (4),
MM. Legouest, U. Trélat, Larrey s'appliquèrent à prouver

(1) Mémoire sur les cataractes diabétiques.
(2) Thèse de Paris, 1857 : Considérations sur un cas de diabète.
(3) Recherches sur les accidents du diabète ; in-8, 1864.
(4) Bulletin de la Société de chirurgie, p. 467 et suiv., 1866.

que l'intervention chirurgicale était parfaitement légitime et nécessaire dans ces cas de phlegmons et d'anthrax, malgré la complication diabétique. La discussion qui surgit dans le sein de la Société de chirurgie avait été provoquée par une communication de M. Verneuil. Ce chirurgien pensait avoir remarqué que toutes les incisions que l'on pratiquait sur les diabétiques étaient toujours suivies d'une perte de sang relativement énorme. Ce point intéressant de la question demande une nouvelle confirmation.

Dans sa communication, M. Verneuil insista particulièrement sur les contre-indications qui peuvent empêcher les chirurgiens d'avoir recours à l'amputation dans le cas de gangrène diabétique; il annonça qu'il avait refusé d'amputer des malades chez lesquels l'indication paraissait cependant posée. En 1867 M. Edouard Cruveilhier (1) fit connaître le résultat malheureux d'amputations, pratiquées chez des diabétiques. Il se rallia aux conclusions développées l'année précédente par M. Verneuil.

Malgré l'autorité des noms que nous venons de citer il est difficile de se rallier à la pratique de l'abstention. Outre que déjà quelques cas de guérison ont été observés à la suite d'amputation chez les diabétiques, la question paraît devoir être placée sur un autre terrain.

Dans ces cas il faut modifier la constitution par un traitement convenable, et appliquer à la gangrène des diabétiques les règles générales, posées à propos des gangrènes spontanées. Lorsque la gangrène est spontanée, il faut attendre qu'elle soit délimitée. Cette doctrine a été particulièrement défendue devant la Société de chirurgie par MM. U. Trélat, Larrey et Legouest.

(1) 11 décembre, Société de chirurgie.

Enfin, dans un cas de traumatisme assez grave pour nécessiter l'amputation, le diabète ne saurait être considéré comme une contre-indication.

5° FONCTIONS RÉNALES.

L'*hyperhémie des reins* a été notée dans un grand nombre d'autopsies. Elle se caractérise par la rougeur diffuse de la glande, surtout dans sa portion corticale ; les glomérules de Malpighi sont plus apparents. Parfois on a noté l'existence d'une véritable néphrite, et même d'une néphrite suppurée dans un cas de M. Rayer (1).

L'*hypertrophie des glandes rénales* est aussi fréquemment signalée.

L'*albuminurie* est un des accidents les plus fréquents et les plus graves qui puissent compliquer le diabète. Cotugno (2) signala le premier la présence de l'albumine dans l'urine des diabétiques. Latham, Darwin (3) constatèrent également cette coïncidence. Puis vint le mémoire si souvent cité de Thénard et Dupuytren (4). Pour eux, l'apparition de l'albumine dans une urine diabétique constituait un phénomène d'heureux augure, un signe assuré d'une guérison prochaine. L'expérience pratique a malheureusement prouvé qu'il n'en était pas ainsi. Ils considéraient la présence de l'albumine comme la conséquence du régime azoté. Depuis lors tous les médecins ont rapporté des exemples de l'albuminurie chez les diabétiques, mais la valeur de ce signe est plutôt pronostique que thérapeutique, aussi ne devons-nous pas

(1) *Rayer*, Gaz. méd., 1851.
(2) *Cotugno*, cité par Rayer, t. II, p. 529.
(3) *Latham et Darwin*, cités par Rayer, t. II, p. 534.
(4) *Thénard et Dupuytren*, Bull. de la Soc. de la Fac. de méd. de Paris, 1806, p. 41.

nous y arrêter. L'expérience n'a pas réussi à découvrir de traitement propre à enrayer cette complication. Il ne faut pas s'illusionner sur la valeur des moyens employés en constatant les variations que peuvent présenter les urines. Tantôt en effet l'albumine et le sucre se rencontrent en même temps, tantôt l'albumine persiste seule et la glycosurie cesse. La physiologie pathologique ne nous permet pas de découvrir dans le processus morbide d'indication qui puisse être utilisée par la thérapeutique. On trouve ordinairement une néphrite albumineuse simple, et parfois même avant que l'albumine ait paru dans les urines, il existe déjà une dégénérescence graisseuse des épitéhliums des canalicules urinifères.

Sous l'influence d'idées théoriques erronées, les médecins des siècles passés ont proposé contre le diabète les médicaments les plus divers parmi ceux dont ils avaient remarqué l'influence sur la sécrétion urinaire.

Les uns, dans le but de diminuer la quantité des urines, prescrivirent *des astringents* : le cachou, le tannin, le kina, l'écorce de chêne, le sumac, la décoction de noix de galle, la créosote (1), l'alun (2), l'acétate de plomb, etc.

On publia après l'emploi de chacun de ces médicaments un certain nombre de guérisons. Mais il serait impossible de faire sortir du chaos de ces médications employées simultanément une indication qu'il soit possible de saisir et de formuler d'une manière précise.

D'autres conseillèrent les *irritants* rénaux, cantha-

---

(1) *Hensefeld,* Hufelands Journal, 1834. La créosote est, parmi les les médicaments de cette classe, celui qui a compté le plus grand nombre de partisans.

Michalzky, de Kreuzbury sanitaits. — *Bericht,* des Reg. — Bezurks Oppeln et Preuss. Verein Zeit., 1855, p. 4.

(2) *Demeaux,* Arch. gén. méd., 1861, vol. I, p. 872.

rides (1), copahu (2), cubèbes (3), térébenthine, etc., auxquels aussi les succès n'ont pas manqué. Nous les croyons cependant plus dangereux que les précédents. L'hyperhémie rénale dont nous signalions plus haut la fréquence dans le diabète, nous semble contre-indiquer formellement l'usage de médicaments dont l'action physiologique et thérapeutique se trouve précisément être l'irritation rénale.

Nous n'avons pas fait entrer dans les médications du diabète, des moyens thérapeutiques qui ne peuvent avoir à remplir que des indications rares et tout à fait spéciales, telles que l'anurie dans le diabète, ou une polyurie exagérée. Ces médicaments s'adressent à un symptôme, et non au diabète.

6° FONCTIONS DE LA PEAU.

Les fonctions de la peau s'exécutent ordinairement d'une manière très-incomplète chez les diabétiques. On a donc cherché à les régulariser par l'emploi des bains, par des frictions, par l'usage des vêtements chauds.

Les frictions ont été recommandées depuis longtemps, Nicolas et Gueudeville voulaient qu'elles fussent pratiquées avec de la graisse. Cette pratique va directement contre le but que l'on se propose. Pour activer les fonctions de la peau, il faut au contraire faire des frictions sèches, ou avec un corps facilement volatil et qui excite un peu la circulation cutanée.

La peau est quelquefois le siége d'éruptions de diverse nature, pour lesquelles il faut instituer, non un traite-

(1) Recommandées par Morgan, Brisbane, Wrisberg, Schoulein, Agostinacchio de Spinazzola.
(2) Schoulein.
(3) Bouen Gastiner.

ment topique, mais une médication anti-diabétique. Il est toutefois un accident, qui par sa ténacité mérite une mention spéciale, c'est l'*érythème de la vulve*. Les lotions avec de l'eau très-chaude, puis l'application d'un corps gras, du liniment oléo-calcaire, par exemple, semblent calmer un peu ces démangeaisons parfois insupportables.

Le diabétique doit avec le plus grand soin éviter tous les refroidissements. M. Bouchardat a insisté avec raison sur ce point. On comprend d'ailleurs par ce que nous savons de la température, de la gravité des pneumonies, de la fréquence de la tuberculisation chez le diabétique, que nous acceptons complétement l'opinion du professeur de la Faculté. « Il faut couvrir les malades de flanelle, et ce n'est pas là une recommandation banale qu'on fait dans beaucoup de maladies, c'est une prescription de la plus haute importance. »

Bains de vapeur. — Bains d'air chaud.

Les médecins, en préconisant les bains de vapeur et les bains d'air chaud, ont eu pour but d'activer les fonctions de la peau. Le rapport si connu qui existe entre l'état des fonctions cutanées et l'abondance de l'excrétion urinaire devait en effet être présent à l'esprit des médecins dans une maladie où l'hypersécrétion rénale est un des phénomènes les plus manifestes et coïncide avec la sécheresse de la peau.

La pratique des bains de vapeur, des bains simples chauds ou froids, dans la phthisurie est extrêmement ancienne. M. Bouchardat la fait remonter à Oribase. Les bains simples, chauds, recommandés par Dobson (1), les

(1) *Dobson*, Richter spec. therap., t. IV.

bains froids, par Grainger et Michelotti, n'entrèrent pas dans la pratique. Il n'en fut pas de même des bains de vapeur ; Lefebure (1), Richter, Clarke et Marsh les conseillèrent et les popularisèrent d'après des idées théoriques. Les connaissances physiologiques que nous possédons aujourd'hui modifient quelque peu l'importance de leurs préceptes.

Nous avons dit plus haut, en esquissant la physiologie du diabétique, qu'en général la peau est sèche et se couvre rarement de sueur. Telle est en effet la règle, mais, par exception, il est des diabétiques qui suent, et quelquefois très-abondamment. Or, chez eux ce serait se tromper étrangement que de juger des pertes de sucre par le seul examen des urines ; les sueurs elles-mêmes en contiennent. Ainsi, chez des malades dont le sucre des urines avait beaucoup diminué sans amélioration parallèle de l'état général, Griesinger a constaté dans la sueur une proportion surabondante de sucre, élimination compensatrice de la diminution de la glycosurie.

Chez un malade de Vogel, l'excrétion par la sueur était si considérable qu'après l'évaporation du liquide, il restait sur la peau un précipité pulvérulent, blanchâtre, semblable à du givre et composé entièrement de sucre.

M. Moissenet a eu l'obligeance de me communiquer un fait analogue. Depuis cinq ans, il soigne un diabétique, grand chasseur, très-partisan de tous les exercices corporels. Ce malade transpire si abondamment et sa sueur contient tant de sucre, que sa chemise, en séchant, reste roide, comme empesée ; le malade la compare à du carton.

(1) *Lefebure*, The London med. and phys. Journal, 1862. Lefebure joignait la saignée aux bains de vapeur.

Le sucre a trouvé, dans ces cas, une voie d'élimination supplémentaire, mais la quantité de sucre perdu n'en est pas pour cela diminuée.D'après les observations, il semble cependant que des sueurs abondantes, bien qu'elles entraînent une perte d'eau et de sucre considérable, soient compatibles avec le maintien d'un état général excellent. C'est d'ailleurs un moyen pour l'économie de se débarrasser de l'excès de sucre qu'elle contient, et je crois qu'il est bon de favoriser de toute manière l'élimination de cette substance.

Mais nous ignorons si, chez les diabétiques qui ne suent pas, les bains de vapeur entraînent une semblable élimination. Il est certain qu'il y a des diabétiques chez lesquels on a constaté de la façon la plus certaine que les sueurs ne présentent pas trace de sucre. Chez ces derniers, les bains de vapeur ne peuvent qu'entraîner une perte d'eau préjudiciable, à cause de l'affaiblissement qu'elle cause, et surtout parce qu'elle diminue l'excrétion de l'urine et du sucre.

Pour nous, les bains de vapeur n'ont pas une action directe sur le diabète. Ils peuvent être utiles pour rétablir les fonctions de la peau ; mais il serait dangereux de les surexciter outre mesure dans une maladie où les manifestations cutanées présentent souvent une haute gravité.

On a souvent conseillé indifféremment les bains de vapeur humides et les *bains d'air, chaud et sec.* Cette pratique ne nous paraît pas rationnelle.

En effet, si ces deux espèces de bain ont pour effet commun de favoriser la diaphorèse, elles ont des indications différentes. — Ainsi, quand le diabète se montre chez un sujet dartreux, et que la peau se couvre de furoncles ou d'autres éruptions; ou bien encore lorsqu'il existe un œdème albuminurique, les bains de vapeur humides doivent être employés de préférence, à cause de l'action topique de la vapeur d'eau sur le tégument cutané qui pourrait s'enflammer au contact de l'air chauffé, à une température de 55° et au delà.

Au contraire, chez les diabétiques goutteux ou rhumatismaux il faut conseiller l'emploi des bains d'air chaud. Ce dernier mode a sur le premier l'avantage de déterminer des sueurs beaucoup plus abondantes, que l'on peut apprécier, mesurer, pour ainsi dire, et proportionner au degré de résistance du sujet. Il est beaucoup moins pénible, moins fatiguant, en raison même du mode d'administration, puisque le malade peut toujours respirer un air frais, la tête étant hors de l'appareil ; le bain d'air chaud ne laisse pas après lui cette sensation de fatigue et de courbature, d'embarras et de lourdeur de tête qu'on éprouve après un bain de vapeur humide.

CONCLUSIONS

Il est à peine besoin d'insister sur ce fait qu'il n'existe pas de traitement du diabète; de toutes les médications que nous avons passées en revue, il n'en est aucune qu puisse s'appliquer indifféremment à un malade quelconque. Cependant, parmi les différents moyens employés, il en est plusieurs qui ont amené des guérisons et nous croyons à l'authenticité de certains succès publiés dans le cours de cette thèse. S'ensuit-il que la thérapeutique possède un grand nombre d'agents curatifs du diabète? Assurément non. Mais la multiplicité des causes et des formes de cette maladie produit justement cet effet que des moyens multiples en amènent la guérison.

Tout traitement curatif devra s'adresser à la cause de la maladie, malheureusement le plus souvent elle nous échappe; les autres moyens ne seront que des palliatifs qui prolongeront l'existence du malade, soit en relevant ses forces et en parant aux dépenses excessives d'une dé-sassimilation rapide, soit en diminuant la dose du sucre renfermé dans l'organisme et en atténuant ainsi les effets de l'accumulation glycosique.

Les diabètes de cause nerveuse, ceux qui tiennent à une mauvaise hygiène et particulièrement à une alimentation trop riche combinée à une insuffisance d'activité musculaire, semblent être les formes les plus curables. D'autres diabétiques pourront être améliorés par l'emploi du régime alimentaire spécial préconisé par

M. Bouchardat. — On a vu pourtant que dans ces dernières années, l'emploi d'une alimentation spéciale chez les diabétiques a perdu beaucoup de son crédit. Les expériences de la physiologie ont montré que la théorie sur laquelle s'appuyait l'emploi de cette méthode était fausse et qu'on ne saurait tarir la production du sucre au sein de l'organisme en soumettant le malade à une alimentation exclusivement azotée. Il n'en reste pas moins démontré que sous l'influence de cette médication, l'on obtient parfois une diminution dans la production de la glycose. Il sera donc parfaitement logique d'associer cette méthode au traitement d'un malade chaque fois que se montreront quelques-uns de ces accidents que l'on attribue à la présence du sucre en excès dans le sang.

L'emploi des alcalins serait parfois un moyen curatif dans certaines formes du diabète. Il est difficile de révoquer en doute les assertions de tant de médecins qui ont rapporté des cas de guérisons par l'emploi des eaux de Vichy et de Carlsbad. Nous avons montré déjà que l'efficacité spéciale de la médication alcaline est difficile à dégager des influences complexes qui ont en général accompagné son emploi. Mais quelle que soit la part des conditions de bonne hygiène que le malade trouve dans les stations thermales, on est forcé de reconnaître que les formes goutteuses du diabète semblent réclamer spécialement l'emploi des eaux alcalines, et que sous leur influence, elles peuvent s'améliorer comme la goutte elle-même. En tout cas, à titre d'adjuvants, les alcalins doivent jouer un grand rôle dans le traitement de p esque tous les cas de diabète, et leur emploi se concilie très-bien avec tous les autres moyens qui tendent à diminuer la glycosurie.

Nous placerons au même rang, si ce n'est en première ligne, l'exercice musculaire poussé jusqu'à la fatigue ;

car ce moyen héroïque dans certaines formes du diabète, constitue pour tout traitement un adjuvant efficace.

Enfin le tempérament du malade, l'étiologie et la forme spéciale du diabète, guideront le thérapeutiste en fournissant des indications particulières dont je ne saurais ici reproduire l'énumération.

Mais ce qui doit surtout présider à la direction de tout traitement du diabète, c'est l'emploi de ces précieux moyens de contrôle auxquels les médecins peuvent recourir pour juger les effets de leur médication : je veux parler de l'examen des urines et de la pesée des malades.

On a tellement simplifié aujourd'hui les moyens de mesurer la quantité des urines, leur densité et la proportion du sucre qu'elles contiennent, que les médecins peuvent suivre pas à pas les effets du traitement et en constater les bons ou les mauvais résultats. Mais il faut savoir que, dans bien des cas, une perturbation quelconque dans la thérapeutique ou le régime employé produit une diminution passagère de la proportion du sucre dans l'urine, et que trop souvent ces heureux effets n'ont qu'une bien courte durée. La pesée du malade fournira des renseignements d'un autre ordre, mais sur lesquels on pourra compter plus sûrement. En effet, les augmentations ou les diminutions de poids du malade semblent peu exposées aux variations bizarres que subit la glycosurie.

Empêcher le sucre de se former, favoriser sa destruction ou son élimination quand il existe en excès, voici les deux termes du problème à résoudre. Chercher une solution commune pour tous les malades ne serait pas moins contraire aux données de la physiologie qu'à celles de la clinique.

APPENDICE

Asphyxie locale et gangrène symétrique des extrémités. — Diabète sucré. — Tuberculisation secondaire. — Guérison de la gangrène sous l'influence d'un traitement anti-diabétique.

OBSERVATION DE M. LE Dr RAYNAUD,

Médecin des hôpitaux et professeur agrégé de la Faculté.

Mademoiselle A...., âgée de 31 ans, habitant depuis son enfance une petite ville de la Vendée, est issue de parents sains. Réglée à 13 ans, elle fut atteinte à 17 ans d'une chlorose rebelle, avec suppression des menstrues pendant plusieurs mois. Il y a une dizaine d'années, elle présenta des symptômes inquiétants du côté de la poitrine; elle toussa pendant longtemps, et M. Andral, consulté à cette époque, diagnostiqua, au dire de la famille, des tubercules pulmonaires. Cependant cette toux finit par cesser, et la santé générale parut se rétablir entièrement. Ajoutons que mademoiselle A.... appartient à une famille aisée, qu'elle dit n'avoir jamais eu de chagrins, que si elle ne s'est point mariée, c'est par choix et par goût.

Depuis 8 ans environ s'est manifestée une tendance très-prononcée à *l'asphyxie locale des extrémités.* Souvent un doigt restait pendant des heures entières pâle et exsangue; sous l'influence du moindre froid, le bout des doigts prenait une teinte livide, et la température des mains s'abaissait notablement. Ces phénomènes persistaient tout l'hiver, sans qu'elle y fît grande attention. Mais depuis 2 ans les accidents se sont singulièrement accentués; ainsi, lorsque les doigts étaient restés pendant longtemps livides et violacés, il survenait autour de la matrice des ongles de petites tournioles qui suppuraient, puis guérissaient. Pendant l'été de 1867, les mêmes accidents qui avaient duré tout l'hiver ne se passèrent point, et les tournioles devinrent plus fréquentes.

Au mois d'octobre de la même année, cet état s'aggrava beaucoup ; la lividité des doigts devint excessive, et, vers le milieu de décembre, la gangrène se déclara franchement. Les froids rigoureux qui régnèrent à la fin de décembre et au commencement de janvier parurent exercer, sous ce rapport, une influence très-fâcheuse. La momification des extrémités fit de rapides progrès. Du reste, chose assez remarquable, elle ne s'accompagna pas de ces douleurs intolérables si ordinaires en pareil cas. La malade souffrait peu pendant le jour ; la douleur ne devenait vive que pendant les dernières heures de la nuit.

Vers le milieu de janvier 1868, le nez présenta des rougeurs sombres qui s'étendaient en mourant jusqu'à la naissance des joues, et qui ont disparu depuis. La peau s'est desquamée en ces points, et l'on trouve sur le côté droit du nez une petite cicatrice qui paraît reconnaître cette origine.

Pendant ces deux mois de décembre et janvier, l'état général a considérablement empiré. L'amaigrissement a été rapide. Les traits ont pris une apparence de sénilité précoce. En même temps se déclarait *une soif vive, et les urines devenaient très-abondantes*. L'appétit se perdait de plus en plus ; l'insomnie était presque absolue ; la malade assure néanmoins que ce n'étaient pas les douleurs qui l'empêchaient de dormir.

C'est alors que la malade se décida à venir à Paris consulter M. Nélaton, qui eut l'obligeance de me l'adresser. Je la vis le 13 février 1868 ; voici l'état dans lequel je la trouvai alors.

L'habitus extérieur légèrement cachectique. La maigreur est très-prononcée. Les veines du cou sont très-saillantes. La peau du front présente une coloration pigmentaire qui rappelle le *masque* des femmes enceintes. La peau du corps est sèche et flétrie. On trouve dans la région cervicale deux o trois ganglions assez volumineux, et qui, paraît-il, l'ont été encore davantage.

Les doigts présentent dans leurs deux tiers inférieurs une coloration bleuâtre foncée, tout à fait caractéristique. Ils sont froids au toucher. Les extrémités de ces appendices sont en pleine mortification. La gangrène momifique a son maximum à l'index, mais elle est aussi très-manifeste au pouce et à l'annulaire. La lésion est plus avancée à gauche qu'à droite; mais, pour ce qui concerne le siége, elle est *parfaitement symétrique*. L'index gauche, le plus malade de tous les doigts, présente une mortification complète de toute la partie onguéale de la phalangette. La partie momifiée est séparée par un sillon inflammatoire de la partie vivante, qui est notablement tuméfiée.

Aux orteils, on remarque comme une légère ébauche de lésions semblables. Il n'y a point de gangrène, mais il existe quelques traînées bleuâtres à l'extrémité de la face plantaire des premiers métatarsiens.

A cet aspect si remarquable, je reconnais immédiatement l'ensemble morbide que j'ai décrit, il y a quelques années, sous le nom de *gangrène symétrique des extrémités*, et dont j'ai eu occasion, depuis cette époque, de recueillir plusieurs exemples nouveaux, que je me réserve de publier. Quoique dans ces faits divers, les urines, toujours examinées attentivement, ne m'eussent fourni que des résultats négatifs, je dus diriger mon attention sur ce point important, et l'on a vu plus haut que l'interrogation de la malade m'avait déjà fourni à cet égard des données significatives. En effet, l'urine présentait les caractères suivants : limpidité parfaite, coloration jaune ambrée, réaction franchement acide; densité égale à 1042 ; réduction abondante par la liqueur cupro-potassique, coloration d'un brun foncé par la chaleur, après addition de potasse caustique. L'examen polarimétrique dénotait une proportion de 76 grammes 71 centigrammes de glycose par litre d'urine.

L'examen des organes thoraciques ne devait pas être négligé. L'auscultation du cœur ne fournit que des résultats négatifs. Il n'en est pas de même pour les poumons. Quoique la malade n'ait qu'une toux insignifiante, je constate une submatité appréciable sous la clavicule droite, en dehors, obscurité du son dans la fosse sus-scapulaire du même côté. A l'auscultation, quelques craquements sont disséminés dans la même région. A gauche, les signes physiques sont extrêmement douteux.

En résumé donc, la malade, au moment de mon examen, présentait le complexus pathologique suivant : asphyxie locale avec gangrène symétrique des extrémités ; diabète sucré, porté à un très-haut degré ; tuberculisation commençant du sommet du poumon droit. Quelle était la pathogénie et la subordination réciproque de ces divers éléments morbides ? Question délicate, et qui me donnerait beaucoup à réfléchir.

Que le diabète eût déterminé l'éclosion de la phthisie pulmonaire, cela n'avait rien que de conforme à ce qui se voit journellement. Mais en consultant les antécédents de la malade, on trouve un état au moins bien suspect de la poitrine, à une époque de beaucoup antérieure aux accidents actuels. Il est vrai que de longues années s'étaient écoulées dans l'intervalle ; toujours est-il que la prédisposition tuberculeuse paraît avoir existé de longue date.

La relation à établir entre le diabète et la gangrène était plus embarrassante encore. Avais-je affaire à une gangrène diabétique ? Il suffit de parcourir les travaux publiés sur ce sujet dans ces dernières années, pour se convaincre que les cas, jusqu'ici observés de gangrène diabétique, ne procèdent pas de cette façon ; tantôt l'on a affaire à des anthrax, à des érysipèles ou phlegmons gangréneux, et M. Marchal (de Calvi) a beaucoup insisté sur cette marche inflammatoire des phénomènes précurseurs du sphacèle ; tantôt une extrémité se momifie lentement, au milieu de douleurs atroces ; mais dans aucun cas, que je sache, on n'a noté cette symétrie exacte des lésions, cette tendance à la cyanose de toutes les extrémités y compris le nez. Enfin dans la plupart des cas en question, l'antériorité du diabète, relativement à la gangrène, est facile à établir.

Ici, au contraire, l'interrogatoire le plus minutieux ne nous permettait d'assigner à la glycosurie qu'une date très-récente. C'est au mois de décembre que s'étaient montrés, pour la première fois, les trois grands symptômes caractéristiques, la soif excessive, les urines très-abondantes et l'amaigrissement. Par contre, l'habitus morbide des extrémités, la tendance au refroidissement et à la cyanose des doigts et des orteils, remontait à 8 ans environ, et pendant 6 à 7 ans la santé générale paraissait n'en avoir nullement pâti ; la malade avait conservé, pendant toute cette période, sa fraîcheur et son embonpoint. N'était-il point plus satisfaisant pour l'esprit d'admettre que les phénomènes pathologiques s'étaient enchaînés dans l'ordre suivant : 1° Longue période, pendant laquelle l'asphyxie locale, revenant par intervalles, existe au même titre que chez un bon nombre de sujets, chez qui elle ne dépassa pas le degré, et ne constitua pour le sphacèle qu'une imminence morbide ; 2° Apparition du diabète, qui joue le rôle de cause déterminante, et qui, ajoutant son influence à celle de l'ischémie préexistante, fait apparaître la gangrène dans les extrémités déjà malades ; 3° Sous cette même influence, réveil d'une diathèse tuberculeuse longtemps assoupie.

Quoi qu'il en soit, au point de vue pratique, l'indication la plus pressante me parut être de combattre avant tout le diabète. En conséquence, je formulai ainsi le traitement :

1° Observer strictement le régime des diabétiques, tel qu'il a été formulé par M. Bouchardat ; s'abstenir des féculents, faire usage du pain de gluten, etc.

2° Boire chaque jour une bouteille d'eau de Vichy (source des Célestins), et faire ultérieurement une saison à Vichy même.

3° Prendre chaque soir, en se couchant, une décoction de racines de valériane, additionnée de quelques gouttes d'éther.

4° Entretenir les extrémités dans une douce chaleur, au moyen de l'enveloppement, et y faire quelques frictions avec des pommades excitantes ou de l'alcool de mélisse.

5° Promenade au grand air, et exercice corporel

L'événement justifia mes prévisions. Je revis la malade le 13 novembre 1868. Une grande amélioration s'était montrée peu de temps après le début du traitement. Une saison d'un peu plus d'un mois avait été passée à Vichy, sous la direction du docteur Sénac, qui fit accompagner le traitement thermal proprement dit de pratiques hydrothérapiques. L'automne avait été passé aux bains de mer des Sables-d'Olonne. — Le régime anti-diabétique avait été observé dans toute sa rigueur.

J'extrais de mes notes les lignes suivantes, rédigées le jour même où j'eus l'honneur de présenter cette malade à la Société médicale des hôpitaux.

La malade est réellement transformée. L'embonpoint est revenu, elle a repris ses couleurs et son air de jeunesse ; elle ne se sent nullement malade. La séparation des parties gangrénées s'est partout heureusement accomplie. Je détache de l'auriculaire droit un dernier fragment de phalange à peine adhérent. Tous les autres sont tombés successivement, la cicatrisation s'étant faite au fur et à mesure sous les eschares. La seule que je pusse recueillir est constituée par une moitié de phalangette raccourcie, complétement momifiée et d'une dureté ligneuse.

Voici, au reste, dans un tableau comparatif, l'état des deux mains :

MAIN DROITE.	MAIN GAUCHE.
Pouce : la phalangette est tombée.	*Pouce :* presque conservé, sauf quelques portions de peau ; l'ongle subsiste.
Index : la phalangette est tombée.	*Index :* la phalangette est entièrement tombée.
Médius : a perdu les deux tiers de la phalangette.	*Médius :* a perdu la moitié de la phalangette.
Annulaire : presque point atteint ; l'ongle subsiste.	*Annulaire :* presque intact ; l'ongle subsiste en partie.
Auriculaire : a perdu les deux tiers de la phalangette.	*Auriculaire :* a perdu la moitié de la phalangette.

On voit qu'à l'exception des pouces, la gangrène a frappé

également des deux côtés ; en somme, la symétrie est aussi
complète qu'on puisse l'attendre. Quand il s'agit d'un organisme vivant, le mot symétrie ne peut être pris dans son sens
mathématique.

Cet aspect a frappé tous les membres de la Société présents
à la séance.

Le cœur, examiné de nouveau attentivement, ne présente
rien de morbide. Les artères ne sont pas moins normales que
lors de mon premier examen. Les battements des radiales
sont ce qu'ils doivent être. Point d'ossification appréciable.

L'appétit est bon, la soif est normale.

Les urines, dont la quantité est revenue à ce qu'elle était
avant la maladie, ne présentent qu'une faible réaction par la
potasse et par la liqueur de Felhing. L'urine du matin, exa-
minée au polarimètre, fournit une proportion de 6 grammes
de sucre par litre. Pas de trace d'albumine.

A l'auscultation de la poitrine, je retrouve très-nettement
des craquements secs au sommet droit, particulièrement dans
la fosse sous-claviculaire.

Le sommeil a été très-long à revenir ; il est maintenant très-
satisfaisant.

Au total, cette malade n'est pas guérie pour *le médecin*, car
l'examen chimique révèle encore une quantité appréciable de
sucre urinaire, et il existe du côté du poumon droit quelques
signes physiques qui, bien qu'ayant diminué, décèlent la présence d'une lésion du sommet. Mais, comme elle ne tousse
pas, qu'elle a engraissé, qu'elle présente, en un mot, tous les
attributs extérieurs de la santé, elle serait disposée à se croire
entièrement et définitivement guérie ; et l'on conviendra que
c'est déjà un beau résultat si l'on songe à la gravité du mal
dont elle a été atteinte. Il est permis de faire honneur de ce
succès à la persévérance qu'elle a mise à suivre le traitement
qui lui a été prescrit contre le diabète. — En réduisant à des
proportions insignifiantes le symptôme glycosurie, qui occupait le premier plan dans l'ensemble morbide, l'intervention
thérapeutique a permis à la nature de faire les frais d'une
guérison qu'on peut espérer de voir se compléter.

A cette date (novembre 1868), lorsque mademoiselle A....
s'expose à l'air extérieur, les moignons des doigts prennent
encore souvent une teinte un peu violacée ; le nez lui-même
présente alors, à son extrémité, une légère nuance lilas, qui
persiste quelque temps, même dans l'appartement.

En présence de cette disposition particulière, et eu égard
aussi à l'état de la poitrine, j'ai conseillé à mademoiselle A...
de passer l'hiver à Cannes. J'ai reçu récemment de ses nou
velles. Elles sont aussi satisfaisantes que possible.

ÉNUMÉRATION DES METS

QUI CONVIENNENT

AUX GLYCOSURIQUES

ORDONNÉS D'APRÈS LES PRÉCEPTES EXPOSÉS

Par M. le Professeur BOUCHARDAT [1]

Dans ses *Mémoires sur la Glycosurie*

Précédée de la Liste des Aliments défendus tant qu'ils ne sont pas utilisés, et suivie de l'indication des mets par lesquels il faut commencer de revenir à l'alimentation commune, quand les urines ne contiennent pas de glycose.

ALIMENTS DÉFENDUS.

Liste des aliments défendus tant qu'ils ne sont pas utilisés:

Les fécules et les sucres. Exemples : sucres, pain de toutes les céréales, pâtisseries, riz, maïs et autres graines féculentes; les pommes de terre, les fécules de pommes de terre, d'arrow-rout, de sagou, de tapioka et autres fécules alimentaires ou parties de végétaux qui en contiennent; les pâtes farineuses de toute sorte, telles que semoule, macaroni, vermicelle, etc. ; les haricots, pois, lentilles, fèves, les marrons et châtaignes; les radis, les raves, les carottes, les navets et autres racines féculentes ou sucrées; tous les fruits et particulièrement les fruits sucrés, tels que les prunes et les pruneaux, les abricots, les raisins frais ou secs, les figues, les ananas, les poires, les pommes, les melons, etc. Les confitures et autres aliments et boissons sucrés; le miel, le lait, la bière, le cidre, les vins mousseux ou sucrés, les eaux gazeuses, les limonades et autres boissons acides, surtout lorsqu'elles sont sucrées.

La farine de froment et toutes celles de céréales ou de légumineuses, toutes les fécules, ne doivent pas intervenir dans les sauces, de même que la chapelure; elles doivent être remplacées par la farine de gluten pur, la poudre de gluten panifié, ou, plus simplement, par des jaunes d'œuf, du beurre ou de la crème. Le sucre, le caramel, les carottes, les oignons, les navets doivent également être proscrits. Tous les légumes doivent être blanchis à grande eau, bien égouttés et divisés menu, avant cette opération, si cela est possible.

Vérifier, par l'analyse des urines après leur usage, l'influence des aliments marqués d'un ?.

[1] Voyez la Critique, page 28 à 58.

ALIMENTS PERMIS.

PAIN.

Tranches de pain de gluten sèches ou biscottes de gluten.

Les mêmes, chauffées dans un four spécial, sont plus agréables.

Les mêmes au son.

Pain préparé avec la farine de son parfaitement épurée et des œufs.

Pains divers préparés avec la farine de gluten.

(Voyez l'article consacré aux pains et gâteaux de gluten, et de farine de son épurée.)

POTAGES.

Consommé (sans pain).

Bouillon (sans pain).

Consommé ou bouillon aux choux.

Consommé ou bouillon aux poireaux.

Consommé aux œufs pochés.

Consommé à la bisque (sans pain ni farine).

Consommé à la purée de gibier.

Bouillon au cerfeuil et à l'huile d'olive.

Potage gras à la semoule de gluten.

Potage gras avec pâte au gluten.

Potage gras avec vermicelle au gluten.

Potage gras au gluten granulé pur.

Potage gras au beurre (1) avec la semoule de gluten.

Potage gras au beurre avec le gluten pur.

Potage gras à l'huile d'olive, à l'ail et à la sauge, avec semoule de gluten.

Potage gras à l'huile d'olive, à l'ail et à la sauge, avec gluten granulé pur.

HORS-D'ŒUVRE CHAUDS.

Œufs frais.

Saucisses au naturel.

Saucisses aux choux (2).

Saucisses à la choucroûte.

Saucisses truffées.

Petit salé aux choux (2).

Petit salé à la choucroûte (3).

Boudin noir.

Jambon au jus.

Jambon aux épinards.

Côtelette, ou rôti de porc frais au naturel.

Côtelette, ou rôti de porc frais sauce moutarde.

Cotelette, ou rôti de porc frais sauce piquante.

Hareng frais à la sauce piquante ou au beurre.

Hareng saur à la sauce au beurre.

Sardines fraîches.

(1) On peut ajouter des aunes d'œuf et de la crème dans les quatre derniers potages.

(2) Toutes les viandes ou charcuteries, fumées ou salées, conviennent très-bien : on les dessale à l'eau et on les sert par tranches sèches ou avec de l'huile d'olive et des fines herbes.

(3) La choucroûte doit être blanchie à grande eau et bien égouttée, il en est de même des choux.

Huîtres frites.
Coquilles aux huîtres.
Escargots au beurre, à l'ail et aux fines herbes.

HORS-D'ŒUVRE FROIDS.

Huîtres blanches.
Huîtres anglaises.
Huîtres d'Ostende.
Huîtres de Marennes.
Huîtres marinées.
Beurre, à tous les repas.
Thon mariné.
Salade d'anchois.
Sardines confites à l'huile.
Hareng saur à l'huile d'olive.
Olives.
Olives farcies.
Artichaut à la poivrade.
Jambon fumé ou salé.
Jambon de Bayonne à la gelée.
Saucisson de Lyon ou d'Arles.
Mortadelle d'Italie.
Saucisson de Troyes.
Langues.
Hures de sanglier.
Crevettes.
Caviars.
Homard.
Langouste.
Ecrevisses.

BŒUF.

Bœuf au naturel (bouilli).
Bœuf à la moelle.
Bœuf aux choux.
Bœuf à la choucroute blanchie à grande eau.
Bœuf sauce piquante.
Bœuf à la vinaigrette.
Bifteck à l'anglaise au naturel.
Bifteck au cresson.
Bifteck aux haricots verts.
Bifteck au beurre d'anchois.
Bifteck au fromage de Parmesan.
Bifteck aux choux-fleurs.

Bifteck aux épinards.
Bifteck à la chicorée.
Rosbif au naturel, ou avec les diverses associations indiquées pour le bifteck.
Filet sauté dans sa glace.
Filet aux olives.
Filet au beurre d'anchois.
Filet au vin de Madère sec.
Filet aux truffes.
Filet piqué sauce aux cornichons.
Filet à la béarnaise.
Emincé de filet de bœuf sauce piquante.
Entre-côte au beurre et aux fines herbes ou sauce piquante.
Attreaux de palais de bœuf.
Langue de bœuf à la sauce piquante.
Fagoue grillée à la maîtr d'hôtel.
Bœuf de Strasbourg.

AGNEAU.

Agneau piqué.
Riz d'agneau à la financière, aux truffes.
Côtelettes d'agneau.
Côtelettes aux pointes d'asperges.
Côtelettes aux épinards.
Côtelettes à la chicorée.
Blanquette d'agneau aux champignons, sans farine.
Blanquette d'agneau aux truffes.
Gigot d'agneau au jus.
Poitrine d'agneau au jus, avec aromates.

MOUTON.

Gigot au jus.
Côtelettes au naturel.
Côtelettes aux champignons et aux truffes.
Côtelettes panées à la semoule de gluten panifiée.

Côtelettes à la chicorée ou aux épinards.
Côtelettes aux haricots verts, aux pointes d'asperges.
Côtelettes à la provençale.
Côtelettes aux champignons.
Filet de mouton mariné en chevreuil.
Filets mignons grillés.
Rognons brochette.
Rognons vin de Madère.
Poitrine de mouton à la chicorée.
Pieds de mouton à la poulette, sans farine ordinaire.

VEAU.

Veau froid à la gelée.
Riz piqué au jus.
Riz piqué à chicorée.
Riz financière aux truffes.
Riz à la poulette (beurre, jaune d'œuf sans farine).
Fraise de veau à l'huile (très-bon.)
Fricandeau au jus.
Fricandeau à la chicorée, ou aux épinards, ou aux laitues.
Fricandeau aux haricots verts ou aux pointes d'asperges.
Cervelle au beurre noir.
Cervelle à la poulette.
Cervelle frite (avec farine de gluten).
Langue en papillotte (avec farine de gluten).
Côtelette en papillotte (avec farine de gluten).
Côtelette grillée au naturel.

Côtelette sautée aux truffes ou aux champignons.
Côtelette au jambon.
Côtelette aux pointes d'asperges, ou à la chicorée, ou à la laitue.
Rognons de veau.
Fagoue, grillée maître d'hôtel (1).
Omelette aux rognons de veau.

ENTRÉES DE VOLAILLE.

Poulet ou chapon au gros sel.
Poulet ou chapon à la gelée.
Poulet ou chapon aux huîtres.
Poulet ou chapon à l'estragon.
Poulet ou chapon au consommé.
Poulet et chapon en fricassée (à la farine de gluten).
Poulet ou chapon à la tartare.
Poulet ou chapon sauté aux truffes ou aux champignons.
Poulet ou chapon aux laitues.
Salade de volaille?
Salade de volaille en mayonnaise ?
Chapon, canard ou caneton aux olives.
Tranches d'oie aux olives.
Pigeon à la crapaudine avec semoule de Durand.
Galantine de volaille.

ENTRÉES DE PATISSERIE.

Tous ces mets doivent être préparés avec de la farine de gluten (2). au lieu de farine or-

---

(1) La fagoue de veau (pancréas) reste avec le foie, il faut le faire séparer par le tripier.

(2) Si on n'est point sûr de la pureté de la farine de gluten, ces entrées de pâtisseries ne doivent être accordées que lorsque le sucre a disparu. On peut essayer aussi, pour ces entrées de pâtisserie, la farine de son épuré ?

dinaire, d'excellent beurre et des œufs très-frais.

Vol-au-vent.

Vol-au-vent de blanc de volaille.

Vol-au-vent de riz de veau.

Vol-au-vent aux truffes ou aux champignons.

Vol-au-vent au saumon, ou au turbot, ou à la morue.

Petits pâtés au jus.

Petits pâtés au jambon.

Petits pâtés au homard.

Petits pâtés aux crevettes.

Petits pâtés aux huîtres.

ENTRÉES DE GIBIER.

Perdreau aux choux.

Perdreau en salmis.

Filet de perdreau aux truffes.

Bécasse en salmis.

Bécasse aux truffes.

Bécassine en salmis.

Canard sauvage en salmis.

Mauviettes en salmis.

Mauviettes au gratin.

Mauviettes en caisse.

Grives en salmis.

Caille en caisse.

Caille aux laitues.

Sarcelle en salmis.

Filets de chevreuil sauce poivre.

Filets de chevreuil aux champignons.

Côtelette de chevreuil aux truffes.

Quartier de chevreuil sauce piquante.

Salade de perdreau.

Purées de gibier (garnie d'œufs pochés).

Civet de lièvre.

ŒUFS.

Œufs brouillés au jus.

Œufs au parmesan.

Œufs brouillés aux pointes d'asperges.

Œufs brouillés aux truffes.

Œufs sur le plat.

Œufs au beurre noir.

Œufs pochés au jus ou à la chicorée.

Œufs aux épinards.

Omelette aux fines herbes.

Omelette aux truffes.

Omelette au jambon ou aux saucisses.

Omelette aux rognons.

Omelette aux divers fromages.

Omelette aux hachis de gibier.

Jaune d'œufs avec un peu de bouillon ou mieux de vin.

POISSONS FRITS

ou autres animaux à sang froid.

On remplacera dans les fritures la farine ordinaire par la farine de gluten, ou la farine de son parfaitement épuré.

Sole — filets de sole.

Éperlan.

Goujon.

Carpe.

Merlan ou limande.

Laitance de carpes.

Tous les poissons frits.

Cuisses de grenouilles frites.

Queues d'écrevisses frites.

ENTRÉES DE POISSONS

et autres animaux à sang froid.

Brochet à la sauce aux câpres (1) ou à l'huile.

(1) Toutes les sauces blances doivent être préparées avec le beurre et les jaunes d'œufs sans farine, ou avec la farine de gluten ou de son épuré.

Barbillon au bleu, ou à la sauce aux câpres (1), ou à l'huile.

Truite au bleu, ou à la sauce aux câpres, ou à l'huile.

Bar au bleu, ou à la sauce aux câpres, ou à l'huile.

Meunier au bleu, ou à la sauce aux câpres, ou à l'huile.

Perches au bleu, ou à la sauce aux câpres, ou à l'huile.

Tanches au bleu, ou à la sauce aux câpres, ou à l'huile.

Meunier rôti au beurre et fines herbes.

Barbues à la sauce aux câpres ou à l'huile.

Turbot sauce aux câpres ou à l'huile.

Turbot au gratin, avec semoule de Durand.

Turbot sauce aux huîtres ou au homard.

Saumon sauce aux câpres ou à l'huile.

Saumon sauce aux huîtres ou au homard.

Truite saumonée sauce aux câpres ou à l'huile.

Mayonnaise au saumon.

Sole aux fines herbes ou au gratin, avec la semoule de gluten.

Sole matelote normande.

Filet de sole mayonnaise.

Merlan au vin blanc ou aux fines herbes.

Filet de merlan au gratin.

Maquereau à la maître d'hôtel.

Eperlan au gratin, à la semoule de gluten et aux fines herbes.

Matelote de carpe ou d'anguille.

Carpe au bleu ou à l'huile.

Anguille à la tartare ou à la poulette.

Laitances de carpes en matelote.

(1) Voir la note précédente.

Hareng au beurre, ou à l'huile, ou sauce moutarde.

Morue à la maître d'hôtel, ou à la provençale, ou à l'huile.

Raie au beurre noir ou sauce aux câpres.

Anguille de mer à l'huile ou au beurre.

Limande de mer à l'huile ou au beurre.

Cabillaud de mer à l'huile ou au beurre.

Moules à la poulette ou à la marinière.

Grenouilles à la poulette ou à la marinière.

Homard ou langouste, salades de homard ou de langouste.

Ecrevisses ou crevettes, ou escargots, boudin d'écrevisse.

SALADES.

L'huile ou la crème doivent entrer pour une large part dans leur assaisonnement. Peu de vinaigre; il peut être remplacé par du vin.

Laitue seule ou aux œufs.

Romaine.

Escarole.

Chicorée.

Barbe de capucin.

Mâche.

Scorsonère.

Cresson.

Haricots verts.

Choux-fleurs seuls ou aux œufs.

Mayonnaise de homards, avec œufs et laitue.

ROTS.

Filet de bœuf piqué ou rosbif.

Filet de cheval.

Quartier de porc au jus.

Gigot, gigot de pré-salé, gigot d'agneau.
Veau rôti au jus.
Chevreuil.
Poulet, poularde ou chapon rôti.
Pigeon rôti.
Caneton ou canard rôti.
Oie rôtie.
Dinde rôtie.
Dinde ou chapon truffé.
Faisan.
Perdreau, gris ou rouge, truffé.
Ortolan, caille, rouge de rivière.
Bécasse, bécassine, becau.
Grives, rale de genêt, pluvier doré.
Sarcelle, bec-figues, alouettes (1).

ENTREMETS DE PATISSERIE.

Et autres pour remplacer les entremets au sucre.

Gâteau de gluten ou de *farine de son épuré.*

Eau, demi-litre ; beurre très-frais, 110 grammes ; sel, quantité suffisante. Faites bouillir ; retirez du feu ; ajoutez farine de gluten ou farine de son épuré, 250 grammes ; mêlez intimement ; travaillez vivement sur le feu afin d'obtenir une pâte très-ferme ; retirez du feu, laissez refroidir cinq minutes ; ajoutez alors, en agitant vivement, trois à six œufs frais. Divisez en petites galettes de l'épaisseur du doigt, de la largeur d'une assiette ; faites cuire à un feu doux pendant environ une demi-heure.

Crêpes au gluten avec farine de gluten pure.

Crêpes au gluten avec semoule de gluten panifiée.

Gaufres avec farine de gluten ou farine de son épuré.

Les *pâtisseries légères* se réussissent très-bien avec la farine de gluten ou la farine de son épuré ; mais il faut remplacer le sucre par du sel. On peut essayer d'y ajouter la partie liquide d'un beau miel dont la partie solide, qui est nuisible, serait séparée.

Pain de gluten. Prenez farine de gluten, 1 kilogramme ; levûre fraîche, gros comme une petite noix, que vous délayerez dans un peu d'eau fraîche ; sel de cuisine, deux pincées. Ajoutez : eau chaude à 35 ou 40 degrés, quantité suffisante pour faire une pâte de bonne consistance.

Cette pâte étant mise dans un panneton saupoudré de farine de gluten ou de son, placez-la dans un endroit chaud jusqu'à ce qu'elle soit bien soulevée par la fermentation, ce qui peut exiger de une heure et demie à deux heures, suivant la température.

Divisez alors cette pâte, en vous servant de farine de gluten, en petits pains allongés que vous ferez cuire comme le pain ordinaire.

On peut, s'il existe de la constipation, mêler un quart

(1) Plusieurs de ces rôts peuvent être garnis au cresson, ou à la chicorée, ou à la laitue, ou aux champignons, ou au pain de gluten, pour remplacer les croûtes. Ces tranches de pain peuvent être imbibées d'huile d'olive.

de farine de son épuré à la farine de gluten.

Gelée au rhum ou au kirsch, ou au café sans sucre.

Omelette au rhum sans sucre, avec un peu de farine de gluten.

Omelette à la vanille, sans sucre.

ENTREMETS DE LÉGUMES.

Artichaut à la sauce au beurre sans farine, ou à l'huile.

Artichaut à la barigoule.

Artichaut frit, ou à l'italienne, ou à la lyonnaise, sans farine.

Choux-fleurs à la sauce, ou à l'huile ou au jus.

Choux-fleurs au gratin, avec semoule de gluten.

Choux-fleurs au parmesan.

Choux au beurre ou à l'huile.

Choux de Bruxelles au beurre ou à l'huile.

Choucroute blanchie à grande eau, à l'huile ou au beurre.

Laitue au jus ou à la crème.

Haricots verts au jus, à la crème, au beurre, à l'huile.

Asperges à la sauce ou à l'huile.

Asperges aux petits pois sans sucre.

Epinards au jus, à la crème, au beurre, à l'huile.

Croûtes aux champignons, avec des tranches de pain de gluten.

Champignon au gratin avec la semoule de gluten.

Salsifis à la sauce ou au jus.

Cardon au jus ou mieux à la moelle.

Morilles à la poulette.

Truffes au vin de Mad re ou à l'italienne.

Concombres bien blanchis à la Béchamel, au jus ou à la moelle.

Essayer les topinambours, non blanchis au beurre, à la sauce blanche, à la barigoule, au jus, etc,

Tous les légumes indiqués ci-dessus doivent être blanchis, en les coupant menu et les faisant bouillir avec la plus grande qnantité possible d'eau salée, les égouttant bien.

Les légumes sucrés eux-mêmes, tels que navets, oignons, potirons, en les coupant menu et les faisant bouillir à grande eau, les égouttant bien, peuvent être utilisés.

CAFÉ. — THÉ. — LIQUEURS.

Moka Bourbon et Martinique peu torréfié, sans sucre.

Thé Pékao, à pointes blanches, sans sucre.

Thé Saot-Choon, à pointes blanches, sans sucre.

On peut ajouter aux infusions de thé, au lieu de sucre, de la crème ou du rhum, ou de l'eau-de-vie, ou du kirsch.

Thé de fleurs d'oranger, infusion théiforme sans sucre.

DESSERT.

Fromage à la crème sans sucre, Crème épaisse.

Fromage de Neufchâtel, bondon raffiné.

Fromage de Brie, ou d'Epounesses, ou d'Auvergne.

Fromage de Gruyère ou de Hollande.

Fromage de Roquefort ou de Pont-Lévéque.

Fromage de Chester ou de Parmesan.

Fromage de Silton, ou de Estilton, ou de Strakeno.

Tous les fromages frais sans sucre bien égouttés.
Amandes fraîches, noix fraîches, noisettes fraîches, cerneaux.

Clos-Vougeot, — Romanée, — Ermitage, — Bordeaux, — Médoc,—Château-Larose,—Saint-Julien, — Château-Laffite, — Cahors vieux.

VINS.

Rouges vieux.

Chaînette, — Avallon-Tonnerre, — Mâcon, —Côte-Saint-Jacques, — Pomard, — Nuits, — Beaune, — Chambertin, —

Blancs vieux.

Madère ou Marsalla, — Chablis, — Pouilli, — Girolles ou Nanchèvre, — Mont-Rachet, — Grave, — Sauterne, — Côte-Rôtie, — Ermitage, — Xérès, — Rhin.

Aliments par lesquels il faudra commencer de revenir à la vie commune quand les urines ne contiendront plus de sucre, mais en ayant soin d'essayer les urines après leur usage, afin d'être certain que les sucres ou les fécules sont utilisés (1).

Échaudés, — pain de son, pain ordinaire, mais toujours en quantité modérée, préférer la croûte ou le pain légèrement torréfié au four, ou le biscuit marin torréfié, pommes de terre frites, semoule de gluten ordinaire.

Outre les aliments permis, on peut faire intervenir dans l'alimentation les parties gélatineuses des animaux, telles que pieds de cochon au naturel, à la Sainte-Menehould, farcis aux truffes; les *andouilles* et *andouillettes de Troyes*; oreille ou tête de veau au naturel et en tortue.

On peut associer les feuilles de céleri à la salade, essayer le céleri bien blanchi au jus de viande, les carottes et les navets coupés très-menu, blanchis à grande eau et accommodés au jus de viande.

On peut accorder une tranche de melon et les fruits suivants : fraises, pêche, ananas, framboises, groseilles, cerises, mais toujours sans sucre.

On peut prendre ces fruits conservés par le procédé d'Appert sans sucre ou à l'eau-de-vie, également sans sucre.

On peut essayer les pommes et les poires, mais toujours en quantité modérée, crues et sans sucre. On peut boire de la bière de garde, mais vieille, non gazeuse, pure ou étendue d'eau.

Quand la guérison est consolidée, se guider d'une manière générale pour l'alimentation, d'après les préceptes exposés avec détail dans le *Mémoire sur l'entraînement du pugiliste*, imprimé dans le *Supplément à l'annuaire de thérapeutique* pour 1861.

(1) On s'assure que les aliments féculents ou sucrés sont complétement utilisés en portant à l'ébullition 50 grammes d'urine (plein un matras d'essayeur) et 5 grammes environ (une cuillerée à café) de chaux vive éteinte. Si l'urine contient du sucre, elle se colore, et cela d'autant plus que la proportion du sucre est plus considérable. La coloration est la preuve que les aliments féculents ou sucrés ne sont pas complétement utilisés et qu'il faut reprendre le régime rigoureux.

Nous empruntons à M. Pavy le tableau suivant qui montre l'influence que le régime a dans certains cas sur la quantité du sucre éliminé en 24 heures. (Voir page 37.

La quantité de sucre s'y trouve exprimée en grains dont la valeur est de 65 milligrammes.

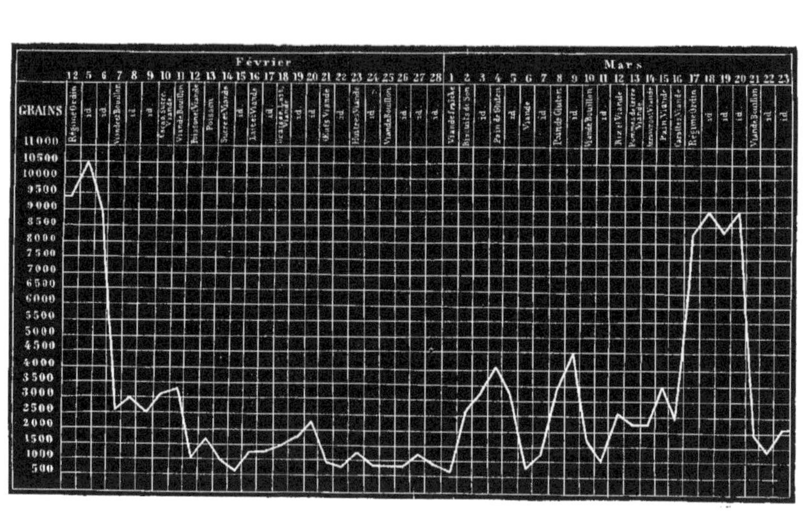

TABLE DES MATIÈRES

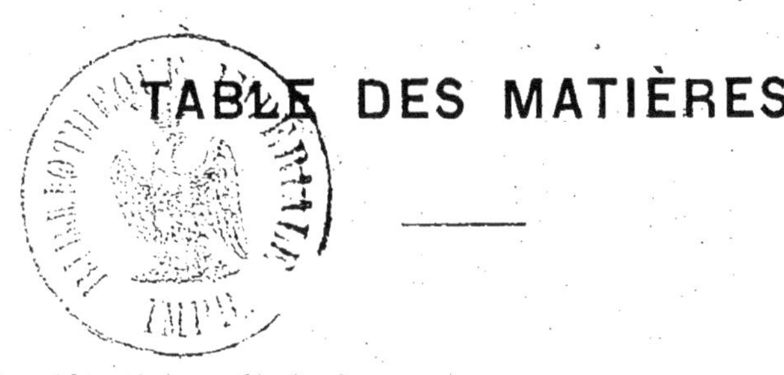

PARIS — IMP. DE VICTOR GOUPY, RUE GARANCIÈRE, 5

www.ingramcontent.com/pod-product-compliance
Ingram Content Group UK Ltd.
Pitfield, Milton Keynes, MK11 3LW, UK
UKHW021908070726
13613UKWH00001B/396